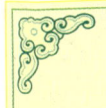

国医绝学百日通

刮痧拔罐针灸一招灵

李玉波 翟志光 袁香桃 ◎主编

中国科学技术出版社
·北京·

图书在版编目（CIP）数据

刮痧拔罐针灸一招灵 / 李玉波, 翟志光, 袁香桃主编. —— 北京：中国科学技术出版社, 2025.2
（国医绝学百日通）
ISBN 978-7-5236-0766-4

Ⅰ.①刮… Ⅱ.①李… ②翟… ③袁… Ⅲ.①刮搓疗法 ②拔罐疗法 ③针灸疗法 Ⅳ.①R24

中国国家版本馆CIP数据核字（2024）第098649号

策划编辑	符晓静　李洁　卢紫晔
责任编辑	曹小雅　王晓平
封面设计	博悦文化
正文设计	博悦文化
责任校对	焦　宁
责任印制	李晓霖

出　　版	中国科学技术出版社
发　　行	中国科学技术出版社有限公司
地　　址	北京市海淀区中关村南大街 16 号
邮　　编	100081
发行电话	010-62173865
传　　真	010-62173081
网　　址	http://www.cspbooks.com.cn

开　　本	787毫米×1092毫米　1/32
字　　数	4100千字
印　　张	123
版　　次	2025 年 2 月第 1 版
印　　次	2025 年 2 月第 1 次印刷
印　　刷	小森印刷（天津）有限公司
书　　号	ISBN 978-7-5236-0766-4 / R・3282
定　　价	615.00元（全41册）

（凡购买本社图书，如有缺页、倒页、脱页者，本社销售中心负责调换）

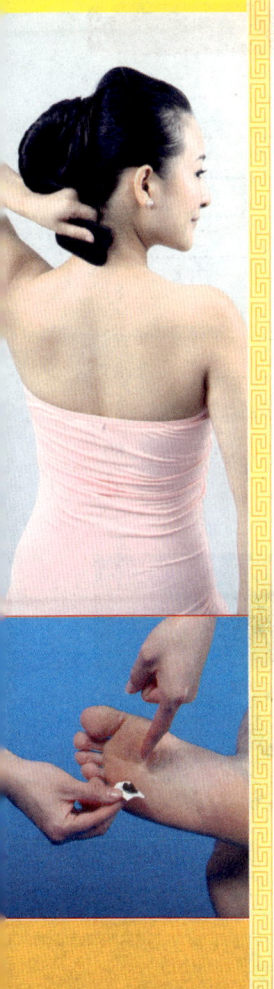

《目录》

第一章
刮痧、拔罐、针灸是经济又实用的自然疗法

刮痧、拔罐、针灸的治病原理......2
 刮痧的治病原理......2
 拔罐的治病原理......3
 针灸的治病原理......4
刮痧疗法的常用手法......5
 刮痧法......5
 撮痧法......8
 挑痧法......9
 放痧法......9
拔罐疗法的常用手法......11
 按吸拔方式分类......11
 按运用方式分类......13
针灸疗法的常用手法......15
 针刺的常用手法......15
 灸灼的常用手法......17
刮痧、拔罐、针灸的常用体位和部位......21
 刮痧、拔罐、针灸的常用体位......21
 刮痧、拔罐、针灸的施术部位......22
刮痧、拔罐、针灸的禁忌和注意事项......24
 刮痧的禁忌和注意事项......24

拔罐的禁忌和注意事项..................................26
针灸的禁忌和注意事项..................................27

第二章
刮痧、拔罐、针灸治百病

感冒..................29	阳痿..................71
冠心病..............31	遗精..................73
高血压..............33	贫血..................75
高血脂..............35	食欲不振..........77
低血压..............37	胃下垂..............79
糖尿病..............39	不孕..................81
腹泻..................41	更年期综合征..83
哮喘..................43	面神经麻痹......85
便秘..................45	健忘症..............87
类风湿性关节炎..47	头痛..................89
急性腰扭伤......49	失眠..................91
肩周炎..............51	
颈椎病..............53	
落枕..................55	
坐骨神经痛......57	
慢性胃炎..........59	
慢性支气管炎..61	
慢性胆囊炎......63	
痛经..................65	
乳腺增生..........67	
前列腺炎..........69	

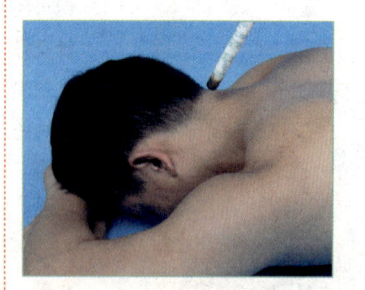

第一章 刮痧、拔罐、针灸是经济又实用的自然疗法

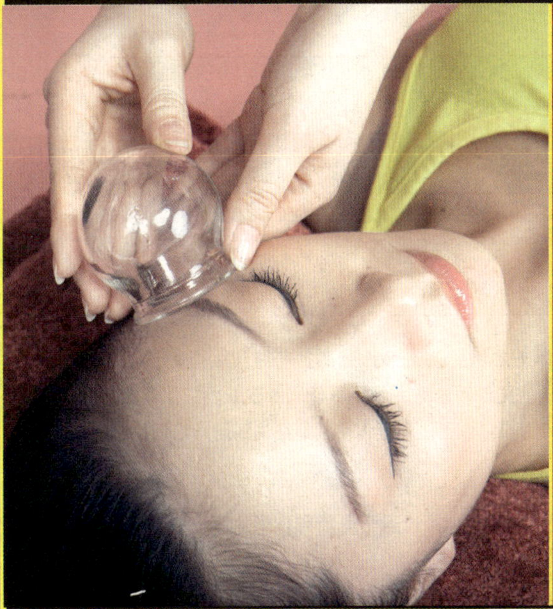

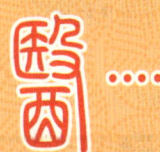

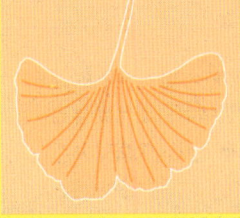

序言……

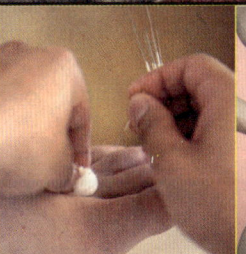

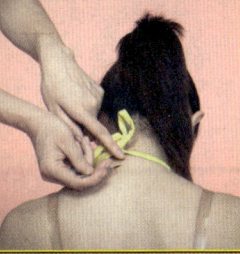

几千年的中华文明是中医文化深厚底蕴的基础,刮痧、拔罐、针灸疗法则是中医文化范围内一颗颗璀璨的明珠。历久弥新,这些疗法已成为流传于百姓中经济又实用的自然疗法。

刮痧、拔罐、针灸的治病原理

刮痧的治病原理

刮痧是根据人体十二经脉及奇经八脉的循行路线，遵循"急则治其标"的原则，运用一些施治手法刺激经络，使局部皮肤发红、充血，从而起到疏通经络、调和阴阳、扶正祛邪等作用，最终达到防病治病的目的。

□ 疏通经络

经络是气血运行的通道，其沟通于脏腑与体表之间。在内连属于脏腑，在外则连属于筋肉、皮肤、肢节，将人体的脏腑、组织以及器官连接成一个有机的整体，保证了人体各部分的功能活动处于相对协调平衡的状态。如果经络不通，就会造成人体气血不和，容易导致各种疾病的发生。而刮痧疗法正是通过对病变部位进行有针对性的刮拭，以达到疏通经络、防病治病的目的。

□ 调和阴阳

古人云："阴阳失衡则百病生。"通常情况下，人体自身具有一定的阴阳调和能力，但是当身体受到一些致病因素干扰时，就会导致阴阳失调，"阴胜则阳病，阳胜则阴病"。刮痧疗法可以通过调和人体阴阳的偏盛或偏衰，使二者协调合和，恢复其相对平衡的状态，达到治病的目的。

□ 扶正祛邪

疾病的产生与发展，从另一个角度而言，正是正气与邪气斗争的过程。若正气充沛，则人体就有抗病能力，当外邪侵犯机体时，正气就会战胜邪气，疾病就会减少或消失；若正气不足，邪气占据上风，疾病就会产生并进一步发展。刮痧疗法可以根据人体正邪盛衰的情况，有针对性地扶正祛邪，起到保卫机体的作用。

拔罐的治病原理

拔罐是通过排气造成罐内负压，使局部红细胞发生溶血现象，通过神经系统对组织器官的功能进行双向调节，起到扶正固本、行气活血、祛风散寒的作用，从而增强机体的免疫力，进一步对人体起到保健作用。

□ 扶正固本

扶正固本是中医治病的主要原理之一。扶正就是扶助正气，固本就是调护人体抗病之本。拔罐疗法通过作用于体表，使经络气血达到通畅，从而促进生理机能的恢复，起到扶正固本的功效。现代医学认为，自身溶血属于良性弱刺激的范畴，它可以增强人体的免疫功能和抗病能力。而拔罐可使吸附部位的毛细血管破裂，继而局部出现血液凝固，进而出现溶血。

□ 行气活血

中医常言："气血不通则痛，通则不痛。"可见，气血通达则人体健康，若体内气血运行受阻，就可能产生各种疾病。拔罐疗法正是通过使与气血相关部位的皮肤充血，毛细血管扩张，从而起到改善全身血液循环、行气活血的作用。

□ 祛风散寒

祛风散寒也是中医治病的重要原理，《本草纲目拾遗》记载："罐得火气合于肉，即牢不可脱……罐中有气水出，风寒尽出。"可见，拔罐疗法可以通过祛风散寒来达到治病的目的。

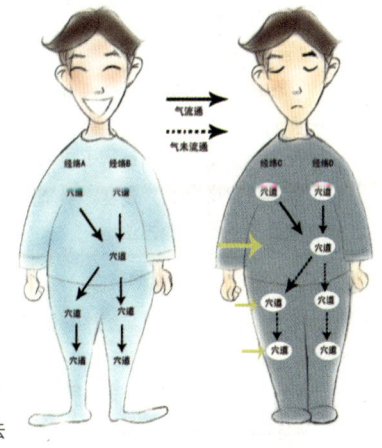

拔罐疗法可以行气活血，让全身气血通畅

针灸的治病原理

针灸是针刺法与灸法的统称，它是一种"从外治内"的治疗方法，通过对经络、腧穴、阴阳五行等进行辨证论治，达到治疗全身疾病的目的，是我学古老而又独特的医学瑰宝。其具体的治病原理如下：

□ 温经散寒

温经散寒是针灸的主要功效之一，也是其治病保健的重要原理。其通过对经络穴位的刺激，可以起到温经散寒的作用，从而达到治疗疾病和保健身体的目的。

□ 平衡阴阳

在正常情况下，人体会自己保持阴阳相对平衡的状态，但是各种因素导致阴阳失衡，就会产生疾病。中医认为，疾病产生的机制是复杂的，但总体上可归纳为阴阳失衡。

针灸疗法之平衡阴阳的作用就是使机体从阴阳失衡状态向阴阳平衡状态转化，最终实现阴阳平衡，达到治疗疾病的目的。

□ 调和气血

针灸疗法和拔罐等疗法一样，可以起到很好的调和气血的作用。气血的通顺平衡不仅可以增强人体的免疫力，而且可以起到防病保健的功效。现在，针灸疗法已成为重要的防病保健方法之一。

□ 疏经通络

疾病的产生、发展与经络和脏腑密切相关。

针灸疗法正是根据经络与脏腑在生理、病理上相互联系、相互影响的关系，选择相应的腧穴和针灸手法使经络通畅，进而达到治疗疾病的目的。

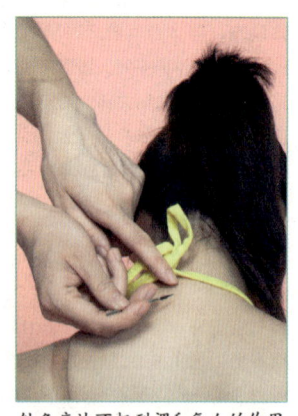

针灸疗法可起到调和气血的作用

刮痧疗法的常用手法

刮痧法

刮痧法分为广义和狭义两种。广义的刮痧法是指一种手法，狭义的刮痧法是指具体的操作方法。本书在具体操作步骤中所提及的刮痧法，一般都是指狭义刮痧法。采用刮痧法进行刮拭时，选择刮痧的部位通常在受术者背部或颈部两侧，或者根据病情需要选择适合的部位。刮痧时，受术者取舒适体位，充分暴露被刮部位，并用温水洗净局部。通常采用光滑的硬币、勺柄、瓷碗、药匙或特制的刮痧板，蘸取刮痧介质进行刮痧，这样既可减少刮痧时的阻力，又可避免皮肤擦伤，并能增强疗效。刮痧法一般分如下几种。

□ 快刮法

快刮法是指刮拭的次数为每分钟30次以上，力量也有轻重之别。力量重、刮速快，多用于体质强壮者，主要刮拭背、下肢或其他明显疼痛的部位；力量轻、刮速快，多用于体质虚弱或需整体保健者，主要刮拭背、腰、胸腹、下肢等部位，以受术者感觉舒适为度。

□ 慢刮法

慢刮法是指刮拭的次数为每分钟30次以内，力量同样有轻重之别。力量重、速度慢，多用于体质强壮者，主要刮拭腹、关节和一些明显疼痛的部位；力量轻、速度慢，多用于体质虚弱或面部需保健者，主要刮拭背腰的正中、胸、下肢内侧等部位，以受术者不感觉疼痛为度。

□ 重刮法

重刮法是针对骨关节软组织疼痛性病症所采取的一种手法。在刮痧时，刮痧板接触皮肤面积小，移动速度快，下压刮拭力量较大，以受术者能承受为度。多适用于年轻力壮、体质较强者或背部脊柱两侧（图①）、下肢及骨关节软组织较丰满处。

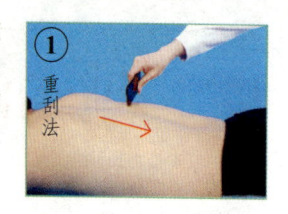

① 重刮法

□ 轻刮法

轻刮法是初学者常用的手法之一。此刮法在刮痧时，刮痧板接触皮肤面积大，移动速度慢，下压刮拭力量较小。一般受术者无疼痛或其他不适感。多应用于儿童、女性、老年体弱者，还可应用于对面部的保健。

□ 弧线刮法

弧线刮法的刮拭方向呈弧线形，刮拭后体表会出现弧线形的痧痕。操作时，刮痧板多循肌肉走行或根据骨骼结构特点而定。对胸部肋间隙、颈项两侧（图②）、肩关节前后和膝关节周围进行刮痧时多用此法。

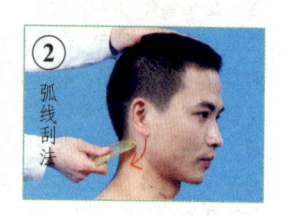

② 弧线刮法

□ 直线刮法

直线刮法是指利用刮痧板的上下边缘在体表进行直线刮拭。一般用一只手拿住刮痧板，拇指放在刮痧板的一侧，其余四指放在刮痧板的另一侧，与体表呈45度，刮痧板薄的一面1/3或1/2与皮肤接触，利用腕力下压并同一方向直线刮拭，且要有一定长度。这种手法适用于身体较平坦的部位（图③）。

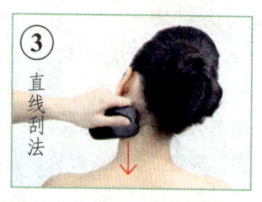

③ 直线刮法

□ 按揉法

按揉法是指用刮痧板角部以20度倾斜按压在穴位上做柔和的旋转运动。刮痧板角平面始终不离开所接触的皮肤，速度较慢，按揉力度深透至皮下组织或肌肉。常用于对脏腑有强壮作用的穴位，如合谷穴、足三里穴、内关穴以及后颈、背腰部全息穴区中的痛点。

□ 拍打法

拍打法是指用刮痧板一端的平面拍打体表部位的经穴。拍打时一定要在拍打的部位先涂一些刮痧润滑剂。此法多用于四肢,特别是肘窝和膝窝处,可治疗四肢疼痛、麻木等症及心肺疾病。

□ 点按法

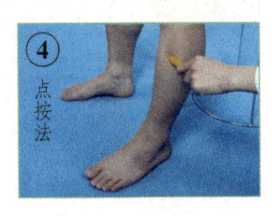

将刮痧工具与穴位呈90度,然后进行点按,由轻到重,逐渐加力,片刻后猛然抬起,使肌肉复原,多次重复,手法连贯。这种手法适用于无骨骼的软组织处和骨骼凹陷的部位,如人中、膝眼、足三里等(图④)。

④ 点按法

□ 角刮法

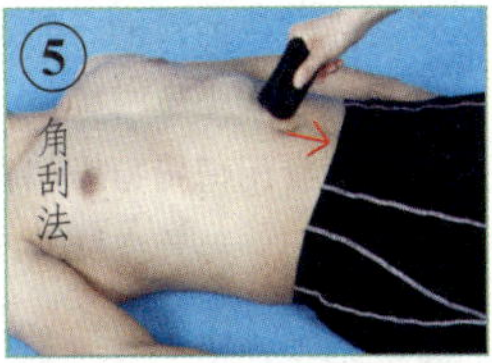

用刮痧板角部在穴位上进行自上而下刮拭,刮痧板面与刮拭皮肤呈45度倾斜(图⑤)。这种刮法多用于肩部肩贞以及胸部中府、云门等穴。

⑤ 角刮法

□ 面刮法

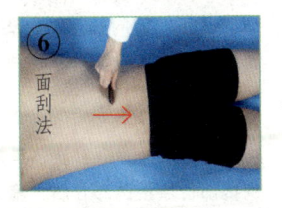

手持刮痧板,刮拭时用刮痧板的1/3边缘接触皮肤,刮痧板向刮拭的方向倾斜,利用腕力多次向同一方向进行刮拭,有一定刮拭长度(图⑥)。这种手法适用于身体比较平坦部位的经络和穴位。

⑥ 面刮法

□ 摩擦法

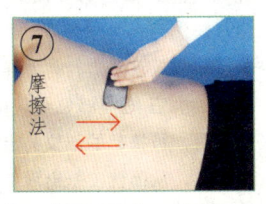

将刮痧板的边、角或面与皮肤直接紧贴或隔衣、隔布进行有规律的旋转移动或直线往返移动,以使皮肤产生热感为度,并向深部渗透。其左右移动力量大于垂直向下压按的力度。操作时,动作轻柔,移动均匀,可快可慢,一个部位操作完成后再进行下一个部位。多用于麻木、发凉、隐

⑦ 摩擦法

痛部位或肩胛内侧、腰部和腹部。另外，在使用其他刮法前也可使用该法，待皮肤有热感后再进行其他操作（图⑦）。

撮痧法

撮痧法又可分为扯痧法、挟痧法、拍痧法、挤痧法和点揉法。

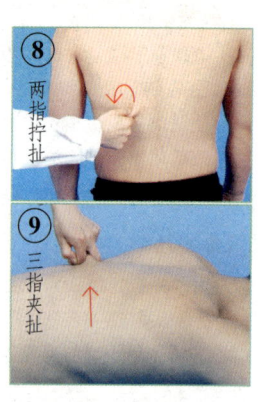

扯痧法

施术者在受术者的一定部位或穴位上，用大拇指与食指用力提扯受术者的皮肤，以达到治疗疾病的目的，此法称为扯痧法。扯痧时受术者取坐位或卧位，充分暴露局部皮肤。施术者用拇指指腹和食指第二指节蘸冷水后，扯起一部分皮肤及皮下组织，并向一侧牵拉拧扯（图⑧），然后急速放开还原。也可用拇指、食指、中指三指的指腹夹扯皮肤（图⑨），依上述手法连续向一定的方向拧扯，重复往返数次，以扯痧部位表皮出现紫红色痧点为度。

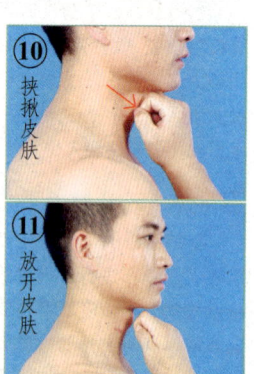

挟痧法

挟痧法又称揪痧法，是指在受术者的待刮拭部位涂上刮痧介质，施术者五指屈曲，犹如钩状，蘸刮痧介质后挟揪住皮肤（图⑩），然后用力向外滑动再松开（图⑪），一挟一放，反复进行，并连续发出"叭叭"的声响，在同一部位可连续操作6～7次。挟痧后，被挟起的部位会出现痧痕，造成局部瘀血，从而使皮肤出现血痕。施行本法时不需要任何器具，只需用手指操作即可。此方法可以自己进行，也可请别人代为进行。挟痧法操作灵活，可根据病情选择施术部位。当头痛、发热、身体乏力时，可随时随地进行。

□ 拍痧法

拍痧法是指用虚掌或刮痧板蘸取适量药水或酒、醋等介质后，在脚、手及酸痛的关节部位进行拍打，以皮肤发红为度。此法适用于痛、痒、酸、胀、麻的部位（图⑫）。

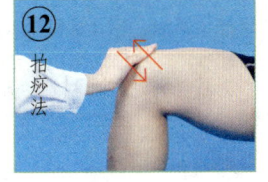

□ 挤痧法

对因痧引起的疾患，用双手或单手大拇指与食指互相挤压皮肤，连续挤出一块块或一小排紫红痧斑的治疗方法，叫作挤痧法。

□ 点揉法

点揉法是用手指或刮痧板的棱角处在受术者的一定部位或穴位上进行点压，同时做圆形或螺旋形揉动的一种治疗手法，是点压与指揉的复合手法。该法在治疗和保健中常与刮痧法配合应用，可起到增强疗效和弥补刮痧疗法不足的作用。主要用于头面部、腹部、肢体关节处及手足部。

挑痧法

挑痧法是施术者用针刺挑受术者的体表，以达到治疗疾病目的的一种方法。挑痧前需准备75%酒精、消毒棉签和经过消毒处理的三棱针或注射针头1个。施术者先用棉签对局部皮肤进行消毒，在挑刺的部位上，用左手捏起皮肉，右手持针，轻快地刺入并向外挑，每个部位挑3下，同时用双手挤出暗紫色的瘀血，反复5次，最后用消毒棉签擦净。

放痧法

放痧法是一种以针刺静脉或点刺穴位使之出血的施治方法。治疗时，受术者取舒适体位，充分暴露其施治部位。如在静脉放痧，应先将受术者左臂近心处用布带或止血带捆紧，要求受术者握拳，然后在局部用碘酒棉球对皮肤进行消毒，再用75%酒精脱碘，最后针刺放血。在穴位放血时，可根据病情需要，经皮肤消毒后，用三棱针或注射针头直接点刺（图⑬）。放痧法与挑痧法在操作手法上相似，但刺激性更强烈，多用于重症急救。放痧法可分为点刺法和泻血法。

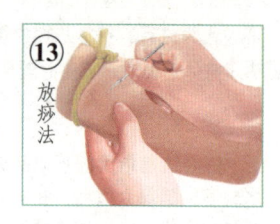

⑬ 放痧法

□ 点刺法

针刺前，挤按被刺部位，使血液积聚于针刺部位。消毒后，左手拇指、食指、中指三指夹紧被刺部位，右手持消毒后的三棱针、缝衣针或注射针对准被刺部位迅速刺入皮肤，出针，轻轻挤压针孔周围，使其少量出血，然后用消毒棉球按压针孔（图⑭）。

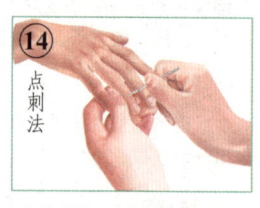

⑭ 点刺法

□ 泻血法

消毒被刺部位，上端用橡皮管扎紧，左手拇指压其下端，右手持消毒的三棱针或注射针头对准被刺部位静脉，迅速刺入脉中0.5毫米深后出针，使其流出少量血液，以消毒棉球按压针孔。此法适用于肘窝、腘窝及太阳穴等处的浅表静脉。需要注意的是，该法有难度，应由专业人员操作。

国医小课堂

刮痧的顺序与方向

◎ **刮拭顺序**：整体刮拭的顺序是自上而下，先头部，接着背部、腰部、胸部、腹部，后四肢。背部、腰部及胸部、腹部可根据病情来决定刮拭的先后顺序。每个部位一般先刮拭阳经，再刮拭阴经；先刮拭身体左侧，再刮拭身体右侧。

◎ **刮拭方向**：颈、背、腹、上肢、下肢的刮拭方向应从上向下刮拭，胸部则从内向外刮拭。刮痧板与刮拭部位一般保持45度～90度。刮痧时间一般为每个部位3～5分钟，最长不超过20分钟。对于一些不出痧或出痧少的受术者，不可强求出痧，应以受术者感觉舒服为原则。刮痧次数一般为第一次刮完后3～5天至痧退后，再进行第二次刮治。

拔罐疗法的常用手法

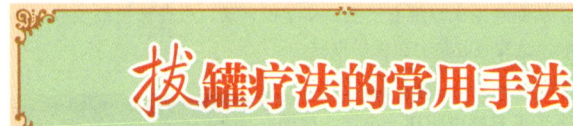

拔罐法古称"角法",是以杯罐为工具、借热力排去其中的空气致产生负压,从而使其吸着于皮肤、造成瘀血现象的一种疗法。本法具有行气止痛、消肿散结、祛风散寒、清热解毒等作用,无痛无创、使用安全、应用范围极为广泛,可用于内科、外科、妇科、儿科、皮肤科等各科病症。

按吸拔方式分类

□ 火罐法

火罐法是利用火焰燃烧时的热力排去空气,使罐内形成负压,将罐吸着在皮肤上。常用的有下列几种方法:

>> 闪火法

在长镊子或较粗铁丝的一头缠绕脱脂棉并用棉线固定,做成酒精棒。使用前,将酒精棒蘸取95%的酒精,点燃后,将带有火焰的酒精棒一头伸入罐底绕1~2圈,迅速撤出(图①),马上将火罐扣在应拔的部位上。此时罐内已成负压,即可吸住。闪火法罐内无火,比较安全,是一种较常用的拔罐方法。需要注意的是,操作时不要烧着罐口,以免烫伤皮肤。

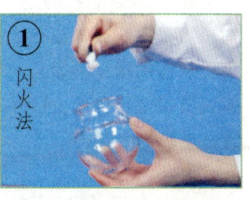

>> 投火法

将薄纸卷成纸卷或裁成薄纸条,点燃后,燃至剩1/3时投入罐里(图②),将火罐迅速扣在应拔的部位上。投火时,不论使用纸卷或纸条,都必须高出罐口3厘米左右,等到燃烧3厘米左右后,纸卷或纸条便都能斜

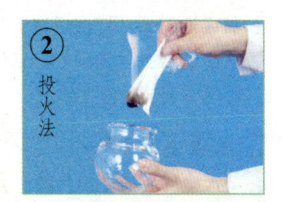

立罐里一边,从而避免火焰烧着皮肤。初学投火法,可在被拔部位放一层湿纸或涂点水,让其吸收热力以保护皮肤。

>> **贴棉法**

用1～2厘米见方的脱脂棉一小块,厚薄适中,浸少量75%～95%的酒精,紧贴在罐内壁(图③),点燃后马上将罐扣在应拔的部位上。此法多用于侧面拔罐,须防止酒精过多,以免滴出烫伤皮肤。

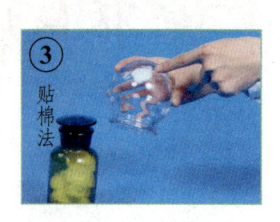

>> **滴酒法**

向罐内壁中部滴入1～2滴酒精,将火罐转动一周,使酒精均匀地附着于罐的内壁上(不要沾着罐口)(图④),然后用火柴将酒精点燃,将罐口朝下,迅速扣在应拔的部位上。这种方法简便易行,但酒精量难以掌握,若量过多则容易烫伤皮肤。

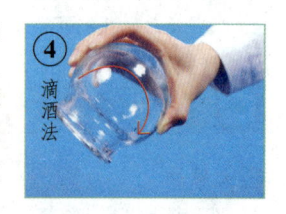

>> **架火法**

准备一个不易燃烧却易于传热的块状物,如塑料瓶盖,放在应拔的部位上,上置小块酒精棉球(图⑤),将棉球燃着,马上将火罐扣上,可产生较强的吸力。此法较安全,不易烫伤皮肤。

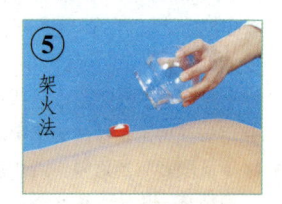

□ **抽气法**

使用底部有橡皮活塞的特制罐具。操作时,先以罐口贴附于施术部位皮肤,再用吸引器或注射器从罐底活塞处抽成负压,使罐吸着于皮肤上(图⑥)。该法吸附力较强,并可随时调节负压大小。

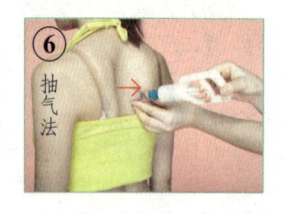

□ **水罐法**

水罐法一般使用竹罐。先将罐子放在锅内加水煮沸,使用时将罐子倾倒，用镊子夹出，甩去水液或用折叠的毛巾紧扣罐口，趁热按在皮肤上，即能吸住。此法适用于任何部位，其吸拔力小，操作须快捷。

按运用方式分类

闪罐法

拔罐后立即起下，如此反复吸拔多次，至皮肤潮红为止，即为闪罐法。此法多用于局部皮肤麻木或功能减退的虚证。闪罐大多采用火罐法，所选用的罐具不宜过大。

单罐法

单罐法常用于病变范围较小的部位或压痛点。可按病变大小或压痛范围的大小，选用适当口径的火罐。例如：胃病可在中脘穴拔罐；冈上肌肌腱炎可在肩穴拔罐等。

多罐法

多罐法常用于病变范围比较广的疾病。可按病变部位的解剖形态等情况酌量吸拔罐数。如某一肌束劳损，可按肌束的位置成行排列吸拔多个罐。如腰肌劳损，可在肾俞、腰眼和腰痛明显的部位纵横并列吸拔几个罐（图⑦）。

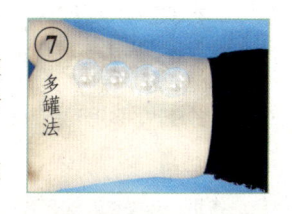

留罐法

拔罐后要使罐在皮肤上留置一定的时间，一般留置5～15分钟（图⑧），此即为留罐法。需要注意的是，罐大、吸拔力强的罐法应适当减少留罐时间；在夏季或肌肤薄处留罐，时间也不宜过长，以免起泡损伤皮肤。

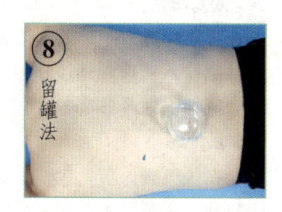

走罐法

一般用于面积较大、肌肉丰富的部位，如腰背部、大腿部等，须选口径较大的罐，罐口要求平滑、厚实，最好用玻璃罐。施术时，先在罐口涂一些润滑油或在走罐所经过的皮肤上涂以润滑油脂。将罐吸拔好后，以手握住罐底，稍倾斜，朝推动方向的后方着力，前边略提起，慢慢向前推动（图⑨），这样在皮肤表面上下或左右或循经来回推拉移动数次，以皮肤出现潮红为度。

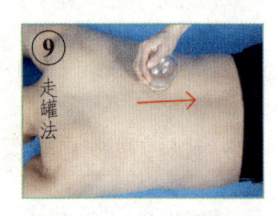

⑨ 走罐法

□ 刺血（刺络）拔罐法

按照病变部位的大小和出血量要求，用三棱针、粗毫针、皮肤针、注射针头等按刺血法刺破小血管（图⑩），然后拔以火罐。此法可以加强刺血法的效果，适用于各种急慢性软组织损伤、神经性皮炎、皮肤瘙痒、神经衰弱、坐骨神经痛、胃肠神经官能症等。

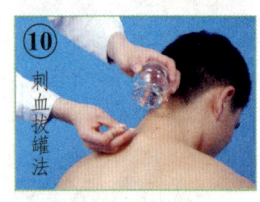

⑩ 刺血拔罐法

□ 针罐法

先在选定的穴位上施行针刺，待达到一定的刺激量后，将针留在原处，再以针刺处为中心，拔上火罐（图⑪）。如果与药罐结合，称为"针药罐"，多用于治疗风湿病等。

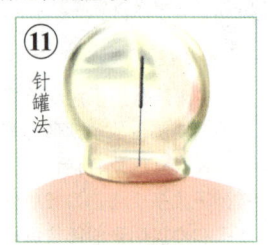

⑪ 针罐法

□ 药罐法

常用的药罐法有煮药罐和贮药罐两种方法，使用时可酌情选择。

>> 煮药罐

将配制好的中药装入布袋内，扎紧袋口，放入清水煮至适当浓度，再把竹罐投入药液内煮15分钟。使用时，按水罐法的吸拔方法将药罐吸拔在需要的部位上即可。此法多用于治疗风湿痛等病。

>> 贮药罐

在抽气罐内事先盛贮适量的药液（为罐子的1/2～2/3），常用的有辣椒水、生姜汁等，也可根据病情配制药液。然后按抽气罐操作法抽去空气，使之吸拔在皮肤上。此法常用于治疗风湿痛、哮喘、咳嗽、感冒、慢性胃炎、消化不良、牛皮癣等疾病。

针灸疗法的常用手法

从大的方面来分,针灸疗法又分为针刺法和灸灼法。

针刺的常用手法

将针刺入腧穴后,为了使受术者产生预期的各种感应,或进一步调整针感的强弱,使针感向某一方向扩散、传导,往往会施行多种针刺手法。常用的针刺手法一般分以下几种。

□提插法

在针刺入穴位一定深度后,单手持针柄,使针身从深层向上引退至浅层的操作称为"提"(图①);使针身由浅层向下刺入深层的操作称为"插"(图②)。如此上下反复呈纵向运动的行针手法,即提插法。提插幅度的大小、深度的变化、频率的快慢、时间的长短应根据受术者的体质、病情、腧穴部位等因素来灵活掌握。使用提插法时,指力要均匀一致,幅度不宜过大。提插的幅度大、频率快、时间长,刺激量就大;提插的幅度小、频率慢、时间短,刺激量就小。

□捻转法

捻转法是指将针刺入穴位一定深度后,右手拇指、食指、中指配合,进行一前一后来回旋转捻动的方法(图③)。捻转角度的

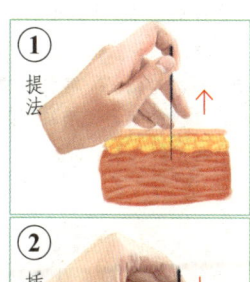

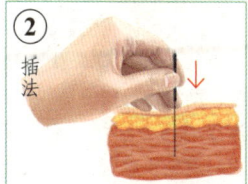

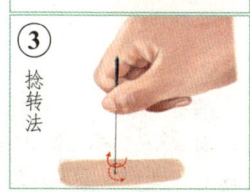

大小、频率的快慢、时间的长短要根据受术者的体质、病情、腧穴部位及针刺目的等具体情况而定。使用捻转法时，指力要均匀，角度要适当，一般应掌握在180～360度，不能单向捻转，否则针身易被肌纤维缠绕，引起疼痛或滞针等。捻转的角度大、频率快、时间长，刺激量就大；捻转的角度小、频率慢、时间短，刺激量就小。提插与捻转是最常用、最基本的针灸行针手法，通常情况下，二者是相互结合的，如提插时，针身会有小幅度的旋转。临床上应根据受术者的具体情况灵活掌握，才能发挥其应有的作用。

□ 循法

左手或右手在所刺腧穴的四周顺着经脉的循行路径进行轻柔地循按、叩打的方法即为循法。此法在针刺未得气时使用，可以通气活血。

□ 刮法

针刺达到一定深度后，未得经气，用指甲刮动针柄的方法即为刮法。用拇指或食指的指腹抵住针尾，用拇指或食指、中指指甲由下而上频频刮动针柄。本法在不得气时使用，可以激发经气，如已得气者使用，可以加强针刺感应的传导与扩散（图④）。

□ 弹法

针刺后，在留针的过程中，用手指轻弹针尾或针柄，使针体微微振动，以加强针感、助气运行的方法，称为弹法（图⑤）。操作时用力不可过猛，弹的频率也不可过快，避免引起弯针。此法有激发经气、催气速行的作用。

□ 飞法

将针刺入腧穴后，若不得气，用右手拇指、食指夹持针柄，细细搓捻数次，然后张开两指，一搓一放，反复数次，状如飞鸟展翅，

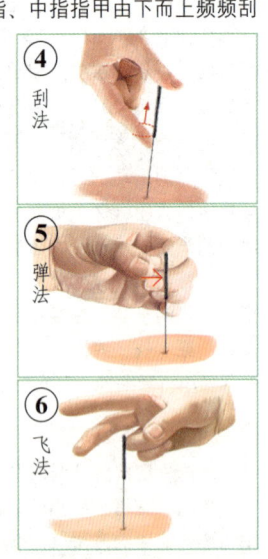

④ 刮法

⑤ 弹法

⑥ 飞法

故称之为飞法（图⑥）。此法有催气、行气、增强针刺感应的作用。

□ **摇法**

将针刺入腧穴一定深度后，手持针柄进行轻轻摇动，以行经气。此法若直立针身而摇，可加强得气感应，若卧针斜刺或平刺而摇，可使针感向一定方向传导（图⑦）。

⑦ 摇法

□ **震颤法**

将针刺入腧穴一定深度后，单手持针柄，用小幅度、快频率的提插和捻转手法，使针身产生轻微的震颤（图⑧）。本法可促使针下得气，增强针刺感应。

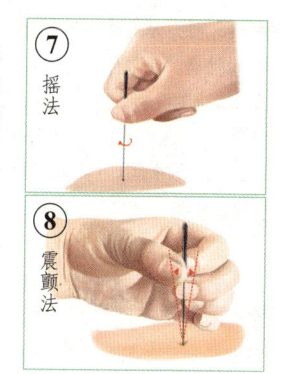

⑧ 震颤法

灸灼的常用手法

灸灼是指用艾绒或其他药物放置在体表的穴位或特定部位上进行烧灼、温熨，借灸火的温热力以及药物的作用，通过体表经络的传导，起到温通气血、扶正祛邪的作用，达到治疗疾病和预防保健目的的一种外治方法。灸灼一般可分为艾灸法和非艾灸法两大类。

□ **艾灸法**

>> **艾炷灸**

施灸时所燃烧的用艾绒制成的圆锥形小体称为艾炷（图⑨），分为大、中、小三种。大炷高1厘米，炷底直径0.8厘米；中炷为大炷之半，如枣核般大；小炷如麦粒。燃烧一炷即为一壮。根据施灸时艾炷与受术者皮肤的接触情况，又可以分为直接灸和间接灸。

⑨ 艾炷

⑩ 直接灸

◎ **直接灸**。直接灸又称着肤灸、明灸，是将

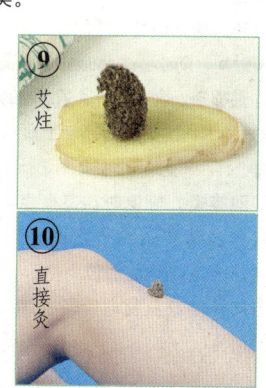

大小适宜的艾炷直接放在皮肤上进行施灸（图⑩）。若施灸时需将皮肤烧伤化脓，愈后留有瘢痕，称为瘢痕灸；若不烧伤皮肤、不让其化脓、不留瘢痕，称为无瘢痕灸。

◎**间接灸**。在艾炷下垫一衬隔物放在穴位上，再进行施灸的方法，称为间接灸。其火力温和，具有艾灸和垫隔药物的双重作用，受术者易于接受，较直接灸法更常用，适用于慢性疾病和疮疡等。因其衬隔药物的不同，又可分为隔蒜灸、隔盐灸、隔附子（附子饼）灸和隔胡椒饼灸等。

>>**艾条灸**

艾条灸又称艾卷灸法，是艾灸法的一种，是一种用特制艾条（图⑪）在穴位上进行熏烤的方法。如在艾绒中加入辛温芳香的药物制成药艾条施灸，则称为药条灸。常用的艾条灸主要分为温和灸、雀啄灸和回旋灸。

◎**温和灸**。施灸时，将艾条一端点燃，对准应灸的腧穴部位或患处，在距离皮肤2~3厘米处熏烤，以使局部有温热感而无灼痛感为宜，一般每穴灸5~7分钟，以皮肤出现红晕为度。对昏厥或局部感觉减退的患者及儿童，施术者应将食指、中指置于施灸部位两侧，以测知受术者局部受热程度，随时调整施灸距离，掌握施灸时间，防止受术者被烫伤（图⑫）。

◎**雀啄灸**。施灸时，艾条点燃的一端与施灸部位的皮肤并不需要固定在一定的距离，而是如鸟雀啄食一样，一上一下地活动着进行施灸（图⑬）。

◎**回旋灸**。施灸时，艾条点燃的一端与施灸皮肤虽然要保持一定的距离，但位置不固定，而是以施灸部位为中心，均匀地向左右方向移动或反复地旋转着施灸，即为回旋灸（图⑭）。

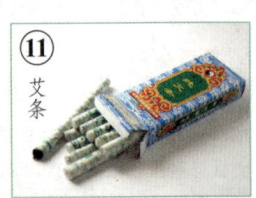

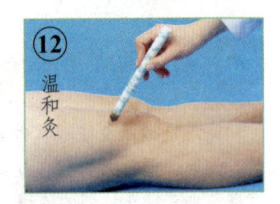

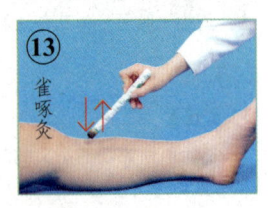

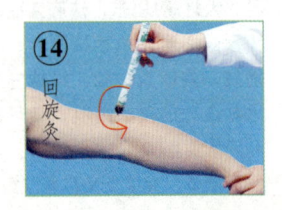

>> **温针灸**

温针灸是指针刺与艾灸相结合的一种方法，适用于既需针刺留针又需施灸的疾病。

操作时，将针刺入腧穴得气后，留针至适当深度，然后将针柄上穿置长约1.5厘米的艾卷点燃进行施灸，或将纯净细软的艾绒捏在针尾上点燃施灸。待艾绒或艾条烧完后，除去灰烬，再将针取出。施灸时应嘱受术者不要移动体位，并要在施灸部位下方垫一纸片，以防艾火掉落灼伤皮肤或衣物。此灸法可使艾绒燃烧的热力通过针身传入体内，使其发挥针与灸的双重作用，最终达到治疗疾病的目的。

>> **温灸器灸**

温灸器是一种专门用于施灸的器具，用温灸器施灸的方法即为温灸器灸。温灸器是用金属特制的一种圆筒灸具，底部及筒壁有数十个小孔，筒壁有长柄，上部有盖，可随时取下，内部有一个小筒，用于装置艾绒和药物。施灸时，施术者点燃艾绒后，先将温灸器盖好，用手持长柄将温灸器置于拟灸的穴位或患病部位上来回熨烫，直到局部皮肤发红为度。本法多用于灸治各种慢性病症者以及女性和儿童等惧怕灸治者。

非艾灸法

>> **灯火灸**

灯火灸是一种用灯芯草蘸油点燃后在施术部位进行灸治的方法，它是民间沿用已久的一种简便疗法。取10～15厘米的灯芯（灯草）或纸绳12根，蘸麻油或豆油少许（浸入3～4厘米），将其点燃后，快速对准穴位进行点灸，当听到"叭"的一声爆炸声后，迅速舒开。如无响声，马上重复一次，以灸后皮肤微黄（偶起小泡）为宜。施灸次数应灵活掌握，一般3～5日一次，急性病可每日1次（但须避开原灸点），5～7次为一个疗程。本法有疏风解表、行气化瘀的功效，主要用于治疗小儿惊风、痄腮、消化不良、胃痛等。

>> **蒜泥灸**

取大蒜若干（最好为紫皮蒜），捣成泥膏状；亦可根据病症需要，在蒜泥中配入中药细末，调匀。取3～5克贴敷于穴位处，外以消毒敷料固定。每次敷灸时间为1～3小时，以局部发痒、发红或起泡为度。每日或隔日1次，每次取1～2穴，穴区宜轮换，7～10次为一个疗程。本法主治咯血、急慢性咽喉炎、肺结核等疾病。

≫葱姜灸

将葱白剥去老皮，与去皮鲜姜混合，砸成糊状（图⑮）。治疗时，可将葱姜糊直接涂敷于穴区或涂于消毒纱布上，再将其贴敷于穴区。敷贴后局部皮肤会呈红色，后变褐色，数日后消退。若敷贴时间较长，便会出现水泡，水泡多会自行消失，不留下瘢痕。每日1次或隔日1次。此法主治三叉神经痛、面瘫、支气管炎及支气管哮喘等疾病。

≫吴茱萸灸

取3～5克吴茱萸粉，以食醋5～7毫升调成糊状；或直接置于穴区，上盖消毒敷料，以胶布固定；或加温至40摄氏度左右，摊于两层方纱布上（约0.5厘米厚），将四周折起，贴敷于穴区（图⑯），以胶布固定，12～24小时后取下。每日或隔日1次，7～10次为一个疗程。本法主治高血压、消化不良、口腔溃疡等疾病。

≫斑蝥灸

取约1厘米见方的胶布，中央剪一直径6毫米左右的圆孔，敷贴在所选的穴区上，取斑蝥（图⑰）少许，将其磨成粉末放在孔中，外用胶布固定。一般贴药4～6分钟，局部即感灼热，待10～15分钟后从药膏上方轻轻揭开，皮肤上有无色透明的小水泡3～5个，在揭胶布时不可将水泡弄破，应让水泡自然吸收结痂。3～5日后，痂皮会自行脱落而无任何瘢痕。同一穴区6～7日后可进行第二次治疗，一般7～10次为一个疗程。本法主治头痛、周围性面瘫、关节疼痛、胃痛及痛经等。

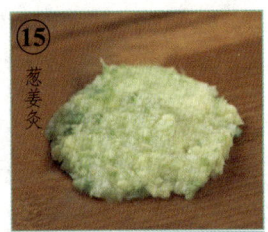

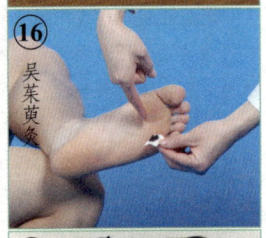

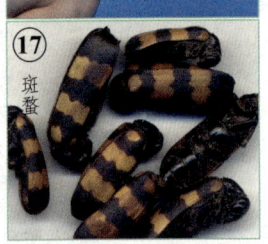

刮痧、拔罐、针灸的常用体位和部位

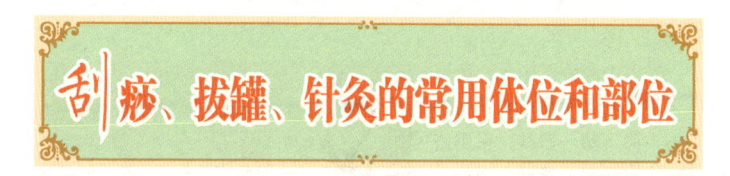

刮痧、拔罐、针灸的常用体位

刮痧、拔罐、针灸等疗法施术时，应根据不同部位的疾病来选择不同的体位，选择的体位正确与否，会直接关系到施术的治疗效果。

因此，在进行刮痧、拔罐、针灸之前，一定要先选好体位。选择体位的原则为：既要充分暴露刮痧、拔罐、针灸的部位，又要让受术者感觉舒适。常见的体位有仰卧位、侧卧位、俯卧位和俯坐位。

□ 仰卧位

让受术者自然平躺于床上，双上肢平摆于身体两侧或自然放于小腹部。采用仰卧位，有利于在胸、腹、双侧上肢、双下肢前侧及头面部和胁肋部等处施术（图①）。

□ 侧卧位

受术者侧卧于床上，同侧的下肢屈曲，对侧的腿稍伸直（如取左侧卧位，则左侧腿屈曲、右侧腿稍伸直），双上肢屈曲放于身体的前侧，此体位有利于对肩、臂、下肢外侧等部位进行施治（图②）。

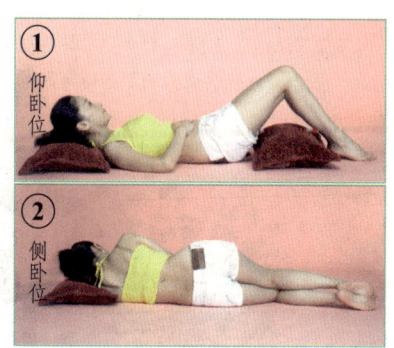

① 仰卧位

② 侧卧位

□ 俯卧位

受术者俯卧于床上，两臂顺平摆于身体两侧或放于头部前方，颌下垫一薄枕。采用俯卧位，有利于对背部、腰部、臀部、双下肢后侧、颈部等处进行施治（图③）。

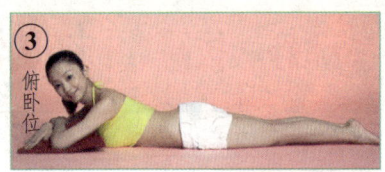

□ 俯坐位

受术者倒骑于带靠背的椅子或木凳上，双上肢自然重叠，暴露后颈及背部，抱于椅背上。此体位有利于对颈、肩、背、双上肢和双下肢等处进行施术，更便于施术者对受术者的颈后或背部等凹陷处及脊椎两旁进行施治（图④）。

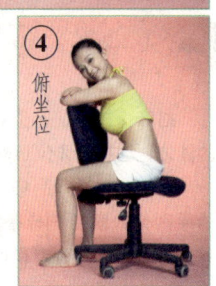

刮痧、拔罐、针灸的施术部位

在进行刮痧、拔罐、针灸时，除了注意体位，还要选择合理的施术部位。一般来说，在病痛的局部进行施治可起到祛除疾病的作用。

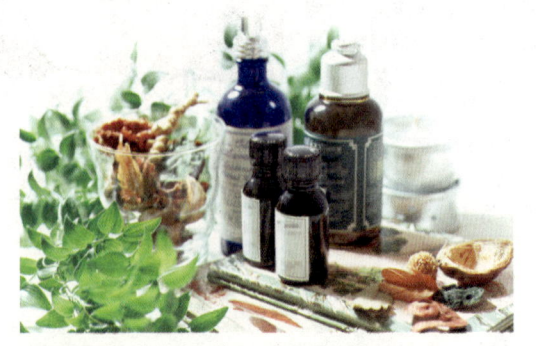

进行施治时，应先涂上精油，以免损伤皮肤

☐ 就近施治

此法是指在受术者发病的病痛之处进行施治。通常情况下，病痛之处就是邪毒聚集的地方，内在的邪毒可以使经络功能失调，导致人体气血不通、筋脉阻滞，从而产生病症。

因此，在病痛处进行施治，可以起到调整经络的作用，使经气通畅，"通则不痛"，从而达到治疗疾病的目的。

☐ 远端施治

此法是指在远离病痛的地方进行施治。之所以选择远端部位进行治疗，是因为经脉是循环的，刺激经过病变部位经络的远端或疼痛所属内脏的经络的远端，可以达到调整气血、疏通经脉、治疗疾病的目的。

☐ 特殊部位

人体某些特殊的穴位针对不同的疾病具有不同的治疗效果和作用，所以可以根据病变特点来选择施治部位。

例如，大椎、曲池、外关等穴位有退热除病的功效，因此在治疗发热病症时，可以在大椎、曲池、外关等特效穴位进行操作；内关穴对心脏有双向调节作用，如心跳过缓或过急，都可以选择内关穴进行治疗，以收到良好的治疗效果。

国医小课堂

持刮痧板的方法

进行刮痧时，持刮痧板的方法正确与否对疾病的治疗以及身体的保健有很大影响。正确的持刮痧板方法是：手握刮痧板，大拇指及其余四指弯曲，分别放在刮痧板的两侧。

用于不同的作用时，持刮痧板的方法也不一样。例如，治疗疾病时，刮痧板的底边应该横靠在手掌心部位，刮痧板厚的一面则对着手掌。而进行日常保健时，刮痧板薄的一面则应该对着手掌。

刮痧、拔罐、针灸的禁忌和注意事项

刮痧的禁忌和注意事项

□ 刮痧的禁忌

刮痧疗法广泛应用于各种疾病，受到广大受术者的青睐。但是在治疗疾病方面，它仍然存在一些局限和禁忌。了解刮痧的禁忌，对于进行正确的刮痧治疗具有重要的意义。

常见的刮痧禁忌主要包括：

◎有重度心脏病、急性传染疾病的受术者，在救助的时候，尽量送去医院进行紧急的观察治疗。如果确实无条件施救，也可用本法救急，以争取更多的时间和治疗机会。

◎经常性出血、皮肤层较薄的受术者，如血小板减少、白血病等病症者禁用刮痧治疗。

◎有传染性皮肤病，如疖肿、痈疮、溃烂及皮肤不明原因包块的受术者，忌直接在病痛部位刮痧。

◎年老体弱、体质较差者以及女性的面部，忌进行大面积强力刮拭。

◎对于孕妇，忌刮下腹部及三阴交、足三里等穴位。

◎禁止在受术者空腹、过饥、过饱的情况下施行刮痧，以免造成受术者身体不适或晕厥。

◎对刮痧治疗感到极度紧张和恐惧，并且在医师的指导下也不能调整心态的受术者，忌用刮痧法进行治疗。

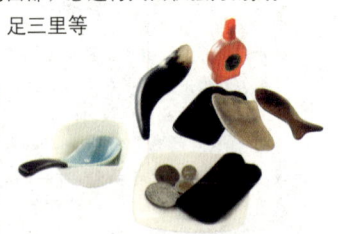

刮痧板、硬币和药匙为常用的刮痧工具

□ 刮痧的注意事项

◎刮痧治疗的环境要良好，室内要宽敞明亮，空气保持流通，注意保暖、避风，夏季最好不要在开着空调和有风的地方刮痧，勿使受术者感受风寒外邪，否则易导致病情加重。这是因为刮痧时皮肤毛孔处于张开状态，如遇风寒邪气可直接入里，不但影响疗效，还有可能引发新的疾病。

◎刮痧用具一定要清洁、消毒，防止交叉感染。施术者也要进行个人卫生的清理，保持双手干净。受术者要充分暴露刮痧部位，并对刮痧部位进行消毒。

◎检查刮痧工具，避免不光滑的用具划伤皮肤。

◎刮痧时，受术者要选择自然舒适的体位。施术者还要适时变换受术者的体位，避免受术者因疲劳而中断治疗。一旦受术者感到疲劳，可让其做完一种体位刮痧后，休息数分钟后再接着进行刮拭。

◎刮痧的力度要适当，不能过轻或过重，要根据受术者的体质和病情来进行调节，并要按顺序进行刮拭。治疗时应用刮痧介质，以免损伤皮肤。

◎刮痧的时间要根据具体情况掌握得当，不可片面追求皮肤表面出痧而延长刮痧时间或加重刺激手法。要知道，是否出痧不是治疗的目的所在，因为受术者的体质不同，出痧的情况也各不相同。

◎刮痧过程中，如果受术者出现晕厥、面色发白、心慌、四肢发冷、恶心、呕吐等症状，应立即停止刮痧，让受术者平卧休息，补充适量的糖水或姜糖水，症状会很快消失。如不能缓解，可以刮拭百会、内关、涌泉等穴位进行急救。

◎刮痧后，受术者需休息片刻，适量饮用温开水或姜糖水。要在3小时后，皮肤毛孔闭合并恢复原状后，才可洗浴。刮痧期间不能急躁动怒、忧思沉郁，并忌食生冷、油腻、荤腥食物。如果经过正确的刮拭治疗之后，病情并无好转反而加重，应去医院做进一步的检查和治疗。

◎刮痧的间隔时间不宜过短，不宜

刮痧后，受术者要及时休息、补充水分，避免出现不良后果

每天都进行刮拭。前一次刮痧部位的痧斑未退之前，不宜在原处进行再次刮拭。

◎如果是在足部刮痧，最好在刮痧前用温热中药汤或温水泡脚，使足部温暖。一般需要浸泡15分钟左右，以促进足部血液循环，畅通经络后再进行刮痧按摩，效果会更好。

◎如果给孕妇进行刮痧治疗，一定要注意力度，宜轻不宜重。

◎由于婴幼儿皮肤比较娇嫩，即使是进行间接刮痧，用力也要轻，不可用力过猛。

拔罐的禁忌和注意事项

拔罐的禁忌

◎重度心脏病、全身性水肿、血友病、咯血、白血病、发热、全身剧烈抽搐或痉挛、高度神经质、肺结核等患者禁用拔罐疗法。

◎女性月经期、妊娠期禁止拔罐，孕妇的腰骶部和腹部也应慎用拔罐疗法。

◎醉酒、过度疲劳、空腹、过饱或患有皮肤病以及吸拔部位有静脉曲张、癌变、皮肤破损、溃疡或外伤骨折者禁用拔罐疗法。

◎年老体弱、身体不适、极度恐慌等患者禁用拔罐疗法。

拔罐的注意事项

◎进行拔罐治疗时，室内须保持适当的温度，避开风口。拔罐的基本手法要求稳、准、快，吸拔力的大小取决于扣罐的时机、速度、罐具大小、罐内温度等因素。

◎拔罐之前，要准确选好施治的部位。拔罐部位以肌肉丰满、皮下脂肪组织丰富及毛发较少处为宜。血管浅显处、皮肤细嫩处、溃疡疤痕处和鼻、眼等处以及皮肤松弛而有较多皱纹处均不宜拔罐。

◎拔罐过程中要时刻观察和询问受术者的感觉和情况，注意受术者的局部和全身反应。当受术者出现头晕、恶心、面色苍白、四肢发冷、呼吸

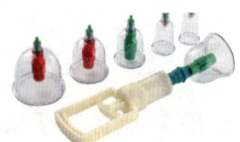

在拔罐时，应根据具体需要选用型号合适的罐子

急促、脉细数等症状时，应及时取下罐具，让受术者平卧，使其头低脚高，并适量为其补充温水，静卧片刻便可恢复正常。

◎拔罐时，要叮嘱受术者不要移动体位，以免罐具脱落造成烫伤或碰伤。拔罐数目较多时，施罐的距离不宜太近，以免罐具牵拉皮肤而产生疼痛或因拔罐部位重叠导致皮肤破损，甚至会因罐具互相挤压而产生脱落。

针灸的禁忌和注意事项

□ 针灸的禁忌

◎凡有属热证、邪热内炽等证者，如高热、肺结核晚期患者，或出现大量咯血、呕吐等现象及患有皮肤痈疽并伴有发热者，均不宜使用针灸疗法。

◎心功能不全及精神分裂者皆不宜使用艾灸疗法；孕妇的腹部和腰部禁止进行针灸。

◎禁止在过饱、过饥、酒醉的情况下进行针灸。

◎对于有皮肤感染、溃疡、瘢痕或肿瘤的局部，禁止进行针灸。

◎面部、颈部及大血管走行的体表区域、黏膜附近均禁止针灸。

◎对有出血倾向疾病的受术者，严禁进行针灸。

◎对身体瘦弱、气血亏虚的人进行针灸时，严禁手法过重。

◎小儿囟会穴未合者严禁针刺头顶部。

◎心肺区的穴位严禁直刺过深，否则会导致创伤性气胸。

□ 针灸的注意事项

◎在进行针灸前，应和受术者进行沟通，尤其是在进行瘢痕灸前，一定要让受术者了解灸后会留下瘢痕的情况，以使双方可以更好地配合。

◎体质虚弱或初次接受针灸者，应尽可能采取卧位。

◎在颈项部、胸背部进行针刺时，施术者一定要了解适宜的针刺角度和深度，切忌乱刺、深刺，严防发生创伤性事故。在针刺的过程中，如果受术者出现晕针现象，应立即全部出针，让受术者平卧，放低头部，喝少量凉开水，通常情况下，休息片刻即可恢复。

◎对于肢体有麻木症状的受术者，在进行针刺时，时间不宜过长。

第二章

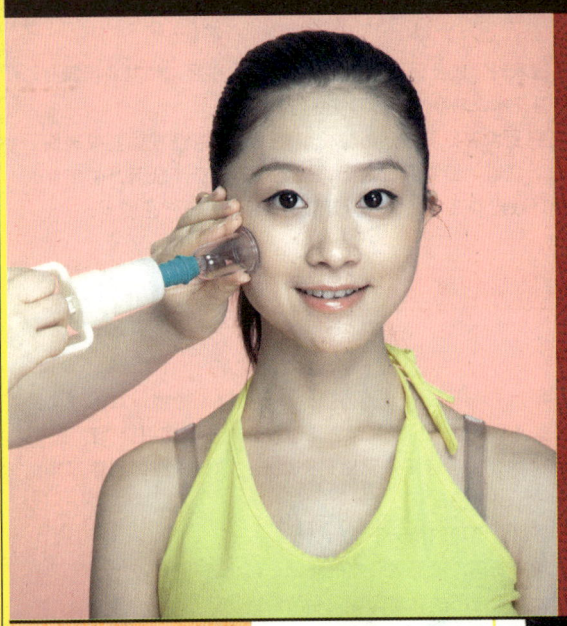

刮痧、拔罐、针灸治百病

刮痧……

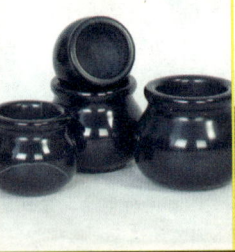

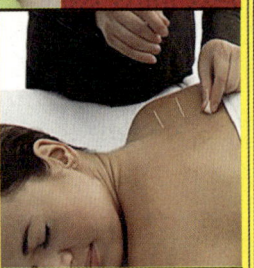

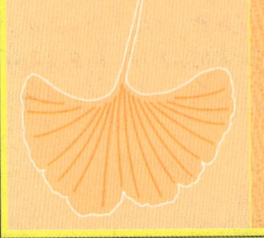

刮痧、拔罐、针灸疗法是我们祖先经过千百年的亲身实践流传下来的中医瑰宝。这些疗法不仅具有很强的养生效果，可以强身健体，更重要的是还可以缓解不适、治疗疾病。

感冒

刮痧部位：曲池、孔最、大杼至肺俞、风池至肩井

【操作方法】

1. 受术者取俯卧位，充分暴露肩背及腰部皮肤，施术者用热毛巾清洁其局部皮肤并均匀涂抹刮痧介质，用刮痧板进行摩擦刮痧，以受术者有热感为度。

2. 施术者用刮痧板的棱角点按受术者的曲池、孔最、腕关节并做旋转按揉，两侧交替进行，每穴每次点按6～8次，以局部皮肤出现红润为度（图①）。

3. 施术者用刮痧板自上而下刮拭受术者的大杼至肺俞，两侧交替进行，每侧刮拭15～18次。

4. 施术者用刮痧板自受术者的风池刮至肩井，由上向下、由内向外，以局部皮肤红润为宜（图②）。

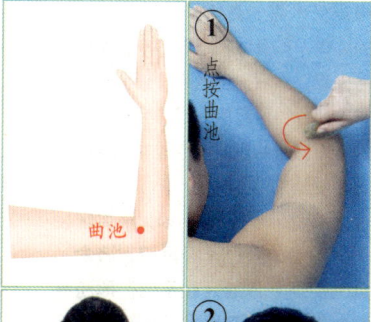

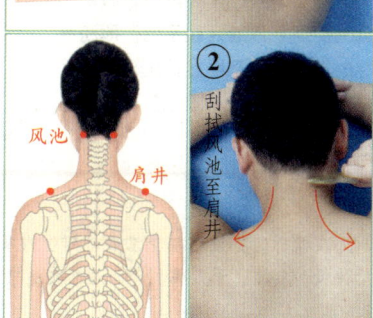

① 点按曲池

② 刮拭风池至肩井

操作要领

◎刮痧时，刮痧板应与皮肤呈45度角，单方向刮拭。

◎刮拭时，力度应适中，速度宜慢。

◎点压、按揉和旋转要同时协调操作。

拔罐部位：大杼、大椎、肺俞、风门、肝俞、脾俞

【操作方法】

1. 留罐法　受术者取俯卧位，胸下垫软枕（不要过高），充分暴露背部皮肤，涂上适量的润滑剂。施术者根据受术者的身体情况，选择合适的火罐，如身体较肥胖者应选用较大号火罐。然后，施术者将罐留于其大椎，15分钟后起罐。操作完毕后，受术者因感冒导致的全身酸痛沉重的感觉会明显减轻（图③）。

2. 走罐法　施术者用闪火法将罐拔于受术者的大杼，经风门、肺俞，自上而下，沿着脊柱两侧，即膀胱经的循行路线来回推拉走罐，以使脊柱两侧的皮肤呈潮红色或紫红色为宜（图④）。

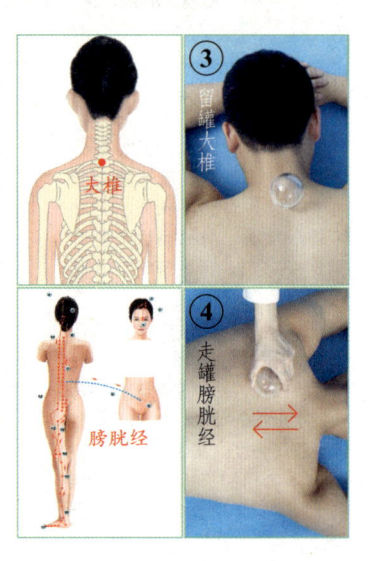

操作要领

在操作时，应根据受术者的耐受力及体质来调整罐内的负压以及走罐的快慢和轻重。用力要均匀，速度要适中。

国医小课堂

用煮过的百里香汁或百里香红茶来漱口，不仅能有效杀死附着在喉咙黏膜中的感冒病毒，同时还能帮助排出痰液。此方对于感冒引起咳嗽的患者有积极疗效。

冠心病

刮痧部位：厥阴俞至心俞、天突至巨阙、大椎至至阳的椎间隙

【操作方法】

1. 受术者取俯卧位，施术者用刮痧板自上而下刮拭其两侧膀胱经的厥阴俞至心俞15～18次，以局部皮肤出现红润或紫红色痧点为宜。

2. 施术者用刮痧板由上至下从受术者的天突刮至巨阙，直线刮拭10～20次，以受术者有热感或皮肤出现红润为宜（图①）。

3. 施术者用刮痧板棱角处自上而下点压、按揉受术者的大椎至至阳的椎间隙，每个椎间隙按压5～8秒（图②）。

4. 施术者使刮痧板薄面边缘置于受术者的左侧锁骨下缘，用刮痧板的棱角处由内向外刮拭，每一肋间方向刮拭10～20次，注意跳过乳头部位。

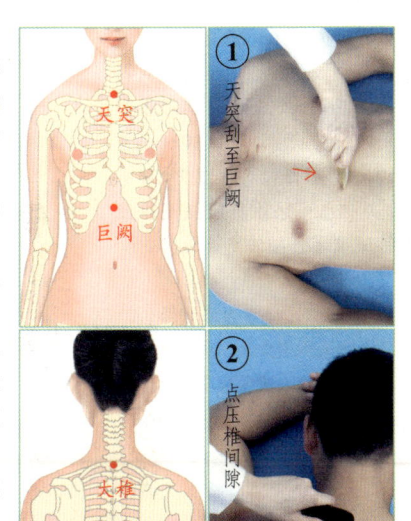

① 天突刮至巨阙

② 点压椎间隙

操作要领

由于胸部肌肉较少，在进行刮痧时手法要轻柔，不宜用力过重。冠心病患者在发作期要慎用胸部刮法。

拔罐部位：膻中、间使、内关、厥阴俞、心俞、肝俞、膈俞

【操作方法】

1. **留罐法**。施术者在上述穴位中每次选择1~2个，根据穴位的具体位置确定受术者的体位和罐的大小，如留罐间使，可选用玻璃罐，用投火法、闪火法或架火法等方法将罐吸定于穴位皮肤上，留罐10~15分钟，每隔1日施术1次或1周施术2次；也可采用负压抽气罐代替玻璃罐，操作更简单、安全（图③）。

2. **排罐法**。受术者取俯卧位，施术者采用投火法、闪火法等方法，依次将火罐吸拔于其背部膀胱经的穴位上，每次选用4个穴位，留罐10~15分钟（图④）。

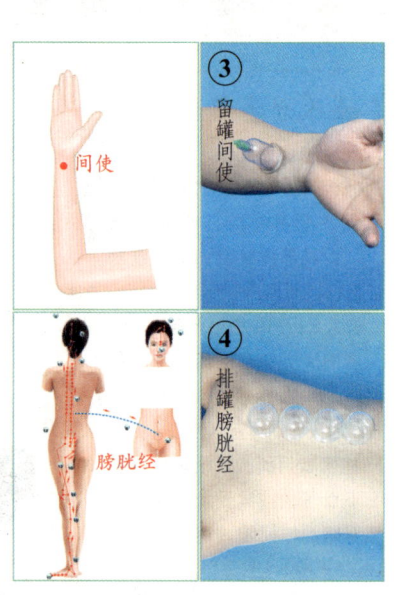

操作要领

由于膻中处的肌肉较少，拔罐时，吸力不可过大。另外，给冠心病患者拔罐时，其背部膀胱经的穴位也不可吸力过大。

国医小课堂

可取任意体位，先用鼻子连续吸气两次，然后再由嘴连续呼气两次，此方法有助于改善心脏的血液循环，预防冠心病。

高血压

刮痧部位：风池、肩井、曲池、足三里、三阴交、太冲、大椎至命门、肺俞至肾俞、风池至大杼、风府至大椎

【操作方法】

1. 受术者取俯卧位或坐位，充分暴露刮拭部位，施术者立于一侧，用热毛巾清洁其局部皮肤，将刮痧介质涂于相应刮拭部位。先刮拭颈项，使刮痧板的棱角按于风池或肩井上，有规律地旋转按揉6～8次，而后用刮痧板的平面均匀地从风池刮至大杼、由风府刮至大椎（图①、图②）。

2. 施术者一手固定受术者的肢体，另一手握刮痧板，使刮痧板的棱角按于受术者的曲池、足三里、三阴交、太冲等穴，选取其中两穴进行刮拭，有规律地进行旋转按揉、点压6～8次。

3. 施术者刮拭受术者的背部，由大椎刮至命门、肺俞刮至肾俞。

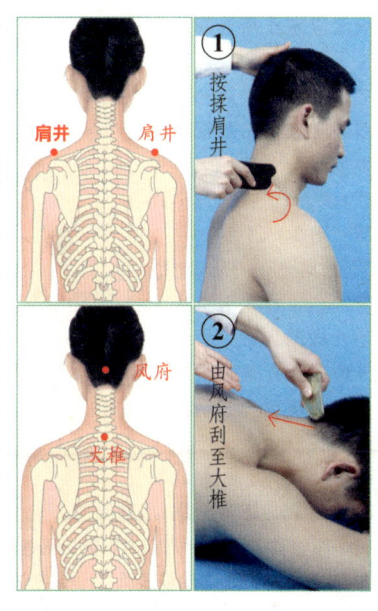

操作要领

每个部位刮10～20次，以受术者能耐受或局部出现紫红色瘀斑为度，以10～15分钟为宜。初次刮痧时间不宜过长，手法不宜太重；一般间隔5～7日刮拭1次，连刮7～10次为一个疗程。

| 拔罐部位 | 肝俞、肺俞、心俞、膈俞、三焦俞、肾俞、曲池、足三里、三阴交 |

【操作方法】

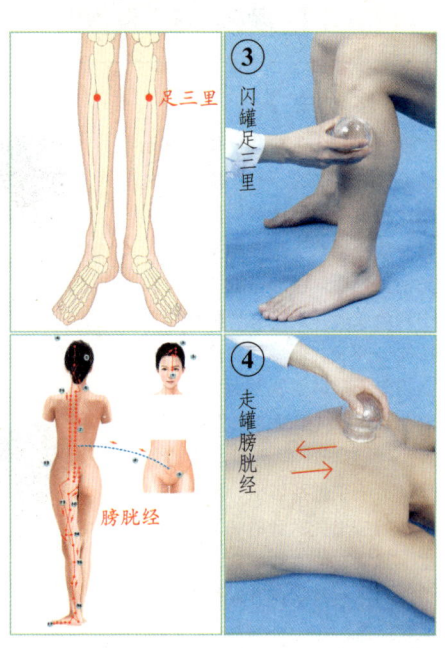

1. **闪罐法。** 受术者取坐位，施术者选择大小合适的火罐，用闪火法将火罐吸定于所选择的穴位上，如曲池、足三里或三阴交，一起一吸，以拔至皮肤出现红晕、发热现象为度，隔日操作1次，10次为一个疗程（图③）。

2. **走罐法。** 受术者取俯卧位，施术者选择大小合适的火罐，以闪火法吸定于所选择的穴位上，拔罐时先在所拔部位的皮肤上涂一层凡士林或其他润滑油，然后以手握住罐底，稍倾斜，在推动方向的后方着力，前边略提起，两手一前一后协调用力，慢慢向前推动。如此在皮肤表面上下或左右推拉移动数次，以至皮肤出现潮红、充血为度（图④）。

③ 闪罐足三里

④ 走罐膀胱经

操作要领

走罐时为避免加重疼痛感，要及时涂抹润滑剂。另外，走罐的速度宜缓慢，并要适度调节罐内压力。

高血脂

刮痧部位：日月、期门、天突至膻中、膈俞、肝俞、胆俞、肾俞

【操作方法】

1. 受术者取俯卧位或坐位，施术者用刮痧板的平面迅速而均匀地刮拭其膀胱经，由第一侧线的膈俞刮至肾俞，或用刮痧板的棱角点压按揉膀胱经上的穴位，每侧刮拭20～30次，以局部皮肤出现红润或紫红色瘀血斑点为度。

2. 受术者取仰卧位，暴露胸部皮肤，施术者用热毛巾将其擦拭后，用刮痧油等介质均匀地涂于受术者的胸部正中及两侧皮肤上，由上而下，从天突刮至膻中，力度要轻柔，刮拭10～20次（图①）。然后，用刮痧板薄面置于锁骨下缘，由内向外轻柔刮拭肋间日月穴，刮拭10～20次（图②）。

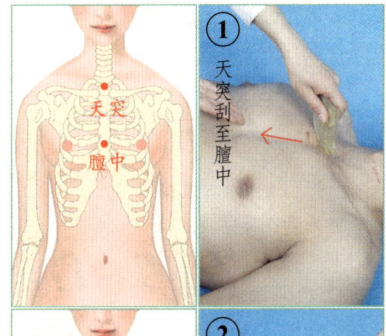

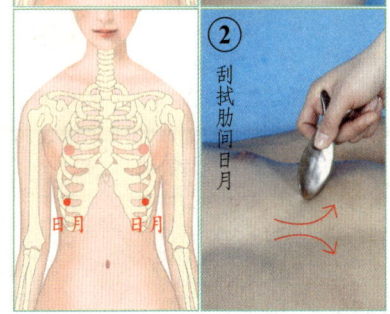

① 天突刮至膻中

② 刮拭肋间日月

操作要领

刮痧时，刮拭力度不宜过重，尤其是胸部骨骼突起部位。刮拭时一般采用单方向刮拭法，速度要均匀，不可忽快忽慢。

拔罐部位：肝俞、胆俞、膈俞、三焦俞、肾俞、曲池、足三里、三阴交

【操作方法】

1. **闪罐法**。受术者取坐位，施术者选择大小合适的火罐，用闪火法将火罐吸定于所选择的穴位上，如曲池、足三里或三阴交等穴，一起一吸，以拔至皮肤发热为度，隔日1次，10次为一个疗程（图③）。

2. **走罐法**。受术者取俯卧位，施术者在其膀胱经第一侧线的肝俞至肾俞之间的皮肤上均匀涂抹刮痧介质（如刮痧油、植物油、凡士林等），然后用闪火法将火罐吸拔于所选穴位上，以手握住罐底，稍倾斜，前面略提起，两手一前一后协调用力，慢慢向前推动，来回移动数次，以至皮肤出现潮红、充血为度（图④）。

③ 闪罐曲池

④ 走罐膀胱经

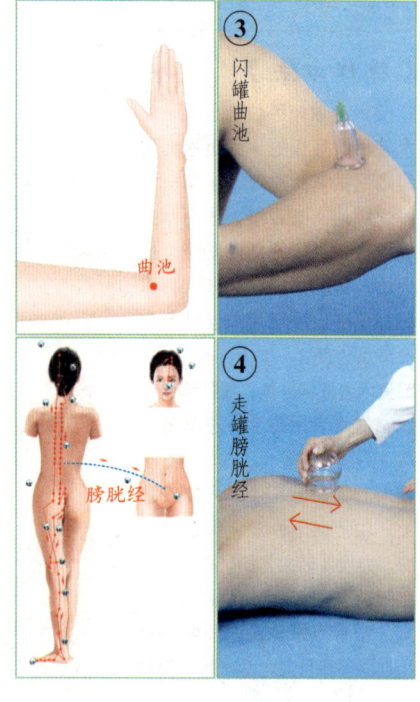

操作要领

用闪罐法在曲池、足三里、三阴交等穴上拔罐对高血脂患者非常有益。当罐吸在皮肤上后，一般都要留罐10～15分钟至皮肤出现紫红色瘀血为宜。

低血压

刮痧部位：百会、厥阴俞、膈俞、肾俞、膻中至中脘、内关、足三里、三阴交、涌泉、脾俞

【操作方法】

1. 受术者取坐位，施术者用刮痧板的棱角按于受术者的百会，利用腕力点压并有规律地旋转按揉6～8次。

2. 受术者取坐位，施术者用小勺子点压、旋转刮拭其足三里、三阴交各6～8次，以皮肤出现潮红为度（图①）。

3. 受术者取仰卧位，施术者将刮痧介质涂抹于其胸部正中线上，用刮痧板的平面均匀地从膻中刮拭至中脘，反复操作10～20次。

4. 受术者取俯卧位，施术者将刮痧介质涂于其脊柱两侧肌肉处，从厥阴俞经膈俞、脾俞至肾俞，由上至下刮拭5～10次（图②）。

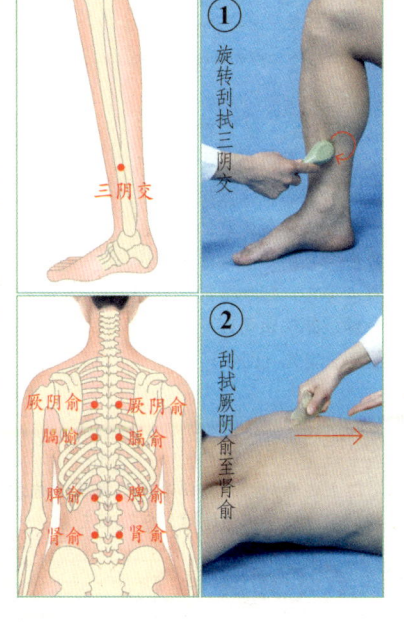

① 旋转刮拭三阴交

② 刮拭厥阴俞至肾俞

操作要领

在对百会进行刮拭时，力度要先逐渐加强，再逐渐减弱，动作要协调柔和，以受术者无疼痛感为宜。

| 拔罐部位 | 命门、肾俞、心俞、肝俞、脾俞、胃俞、足三里、三阴交 |

【操作方法】

1. 闪罐法。 受术者取坐位，施术者用闪火法将火罐吸拔于所选择的穴位上，如足三里、三阴交等穴，一起一吸，以拔至皮肤出现红晕、发热为度，每次只能选一个穴位进行操作（图③）。

2. 留罐法。 受术者取俯卧位，施术者选择大小相应的火罐，用闪火法或投火法将火罐吸拔于受术者的命门、肾俞、心俞、肝俞、脾俞、胃俞等穴，每次留罐10～15分钟。此法也可以应用于双腿足三里处（图④）。

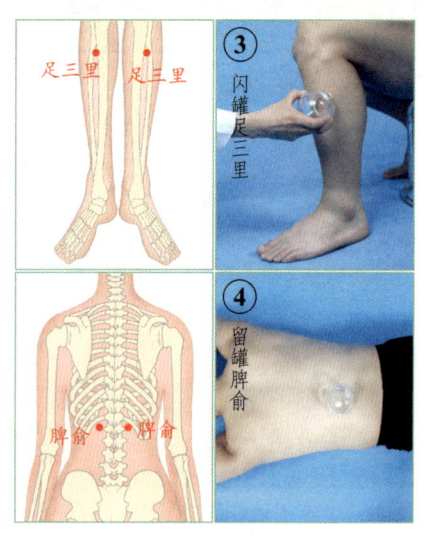

③ 闪罐足三里

④ 留罐脾俞

操作要领

上述两种操作方法每次只能选一种方法进行。需要注意的是，两次拔罐的间隔时间不易过短，以2～3天为宜。

国医小课堂

如果只是单纯的血压低，并没有不适症状，对日常生活也没有任何影响，可能是由体质弱导致的，这种情况以年轻女性居多，不必进行治疗，平时注意加强饮食营养即可。

糖尿病

刮痧部位：肺俞、脾俞、胃俞、肾俞、胰俞、中脘、气海、足三里

【操作方法】

1. 受术者取仰卧位，施术者将刮痧板的棱角按压在受术者的气海穴上，有规律地自上向下进行单方向刮拭，每次刮拭8～10次，也可点压、按揉和刮法结合着使用。

2. 受术者取仰卧或坐位，施术者将刮痧板的棱角按压在受术者的足三里上，利用手腕部的力量有规律地旋转，每次每侧2～3分钟。速度宜慢，力量可稍重。

3. 受术者取仰卧位，施术者在其相应穴位涂抹刮痧介质，双手重叠将刮痧板的棱角按于受术者的中脘穴上，利用腕关节力量点压，并有规律地按顺时针、逆时针方向各按揉6～8次（图①）。

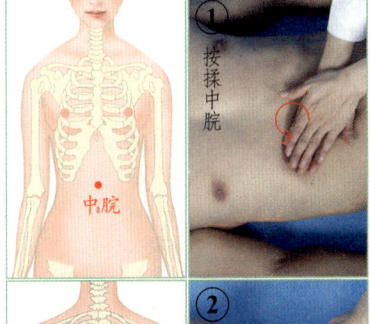

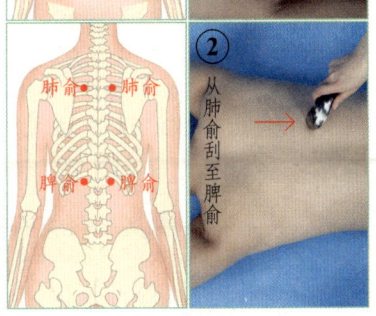

4. 受术者取俯卧位，施术者用刮痧板自受术者的肺俞至脾俞进行直线刮拭，以局部皮肤变得红润为宜（图②）。

操作要领

对单穴进行刮痧时，可用点压、按揉相结合的方法，以增强刺激力度。

| 针灸 | 胰俞、三焦俞、脾俞、肾俞、肺俞、大椎、身柱、中脘、
| 部位 | 关元、气海、足三里

【操作方法】

温针灸。 先将艾条切成1.5~2厘米长的艾条段，另备鲜橘皮若干，越薄越好（如无鲜橘皮，可用陈皮于温水中泡软后替代使用），将橘皮剪成约2厘米×2厘米大小的方块，再从边缘至中心剪一个长约1厘米的切口。施术者对穴位进行常规消毒后，将毫针刺入受术者的穴位，待穴位局部有酸麻胀感时，把剪好的橘皮套进针身并贴近皮肤，橘内皮朝皮肤侧，以防艾火灼伤肌肤。然后，将艾条段插在针柄顶端，艾条段顶部与针柄顶部宜平齐，然后点燃艾条段的下端，使热量逐渐沿针身向体内传导，待燃尽后取针。每日温针灸1次，10次为一个疗程，疗程间隔3~5天，也可用艾条灸上述穴位（图③、图④）。

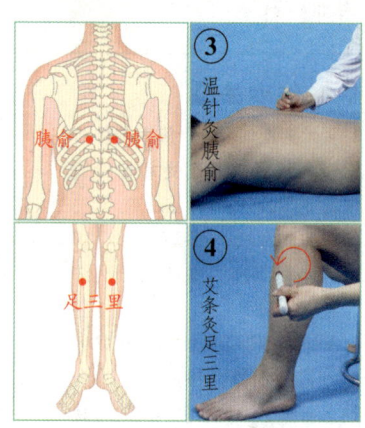

操作要领

◎每次可根据不同的部位灵活调整穴位的配伍应用。
◎间隔物最好为橘皮，如没有，可用陈皮或纸代替，痛觉敏感者可用艾条灸代替温针灸。

国医小课堂

研究显示，高脂食品和甜食会增加患糖尿病的概率，所以我们的饮食应当以谷类、水果、蔬菜和鱼类为主。

腹泻

| 刮痧部位 | 天枢、气海、关元、中极、足三里、阳陵泉、丰隆、脾俞、胃俞、肾俞、大肠俞 |

【操作方法】

1. 受术者取坐位，暴露双下肢，施术者用刮痧板点压、按揉、刮拭其双下肢的足三里、阳陵泉、丰隆等穴各15～20次，以皮肤出现潮红为宜。

2. 受术者取仰卧位，暴露所刮拭的部位，施术者用热毛巾清洁其局部，均匀涂抹刮痧介质，先用刮痧板点按其天枢，而后由上向下有规律地自天枢刮拭至气海、关元、中极等穴，每穴各刮12～16次，每侧各刮15～20次（图①）。

3. 受术者取俯卧位，暴露背部，施术者先均匀涂抹刮痧介质，再用刮痧板自受术者脊柱两侧由上而下有规律地刮拭其膀胱经的脾俞、胃俞、肾俞、大肠俞，每侧15～20次，以皮肤出现红色痧点为度（图②）。

① 刮拭天枢至气海

② 刮拭脾俞至大肠俞

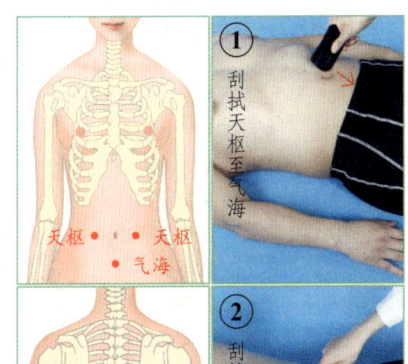

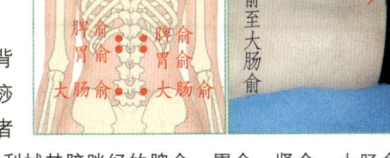

操作要领

◎背部膀胱经的刮拭应由上至下单向操作。
◎刮拭关节附近的穴位时，常用点压法，手法宜轻，避免造成损伤。

国医绝学百日通

针灸部位：神阙、中脘、天枢、命门、肾俞、足三里、三阴交

【操作方法】

1. **艾条灸**。施术者将艾条的一端点燃,对准所选穴位(如三阴交),在距离皮肤2~3厘米处进行熏烤,以使受术者局部有温热感而无灼痛为宜。一般每次灸10~15分钟,以皮肤出现红晕为度(图③)。

2. **艾炷灸**。施术者将新鲜生姜切成约0.3厘米厚的薄片,中心处用针穿刺数孔,上置艾炷,放在所选穴位上施灸,当受术者感到灼热时,可取下艾炷再更换一壮,直到局部皮肤出现潮红。如果腹泻的同时腹部还疼痛无比,可把姜片换成附子饼,效果会更显著(图④)。

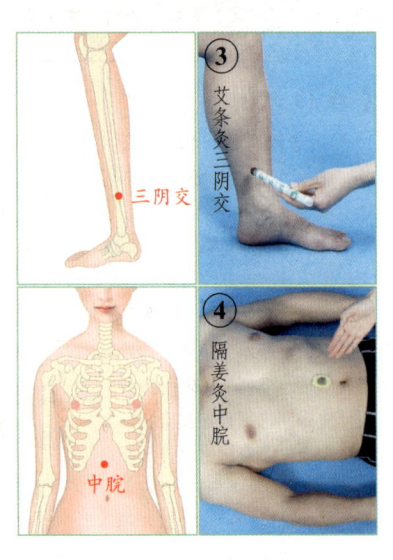

③ 艾条灸三阴交 — 三阴交

④ 隔姜灸中脘 — 中脘

操作要领

进行灸法治疗时,施术者可将食指、中指置于施灸部位两侧,这样可以通过施术者的手指来测知受术者的局部受热程度,以便随时调节施灸距离。

国医小课堂

易腹泻者应吃质软、易消化、膳食纤维少的食物,如豆制品、脱脂牛奶等;宜采用蒸、煮、氽等烹调方法;而对于一些蔬菜、水果则应限制摄入量。

哮喘

刮痧部位：肾俞、天突至膻中、大杼至膈俞、尺泽至太渊、足三里至丰隆、脾俞至志室

【操作方法】

1. 受术者取仰卧位，双手自然放于身体两侧，施术者用热毛巾清洁其局部皮肤，涂抹上刮痧介质，用刮痧板的平面迅速而均匀地摩擦要刮的部位，以受术者感到局部有热感为度。

2. 施术者用刮痧板从受术者的天突刮至膻中，直线刮拭10～20次，以局部皮肤出现红润为宜。

3. 受术者取俯卧位，施术者由受术者的大杼刮至膈俞、脾俞刮至志室，刮拭15～18次，以局部皮肤变得红润或出现紫红色痧点为宜。

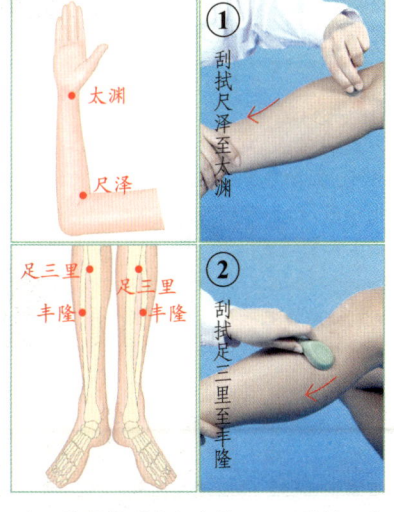

4. 施术者持铜钱从受术者的尺泽刮至太渊，反复操作10～15次；然后持刮痧勺由其足三里刮拭至丰隆，由上至下单向刮动，反复操作15～18次，以局部皮肤变得红润为度（图①、图②）。

操作要领

对胸部进行刮痧时手法要轻柔；单方向刮拭时力度要均匀、适中，以局部出现紫红色痧痕为度。

| 针灸部位 | 肺俞、心俞、身柱、膏肓、大椎、风门、肾俞

【操作方法】

1. **隔姜灸**。常用穴位为大椎、肺俞、膏肓、心俞、风门、身柱、肾俞，每次选择2个穴位进行隔姜灸，每次3～5壮，以局部皮肤出现微红为度，每隔10天治疗一次，5次为一个疗程（图③）。

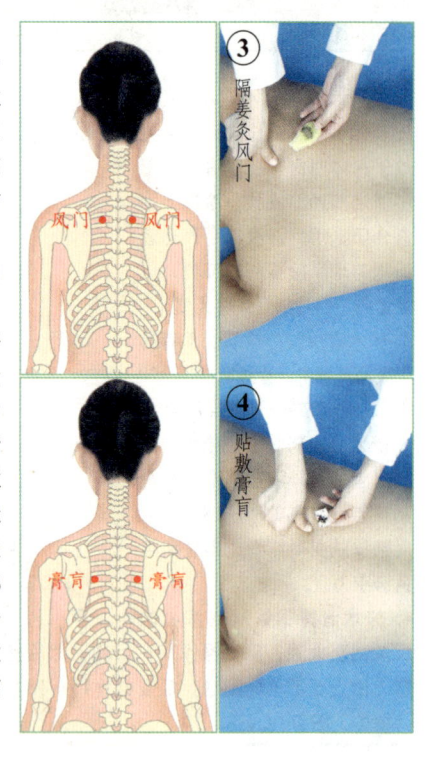

2. **穴位贴敷**。选用中药白芥子、延胡索各2份，甘遂、细辛各1份，肉桂半份。将以上药物研成细末，用凡士林调成糊状，做成直径为0.5～1厘米的药饼，施术者用胶布将其固定在所选穴位上（如膏肓）。自夏季三伏的第1天开始贴敷，每隔3天更换1次，揭去膏药后局部皮肤已微红，并出现像痱子大小的丘疹，是理想的有效反应。如果敷后局部有疼痛感，可提前取下（图④）。

③ 隔姜灸风门

④ 贴敷膏肓

操作要领

施灸时要时刻留意受术者皮肤的感觉，如有疼痛应及时取下，贴敷后如出现水疱应进行严格的消毒处理，避免引起感染。

便秘

刮痧部位：气海、关元、中极、足三里、三阴交、脾俞、胃俞、肾俞、大肠俞

【操作方法】

1. 受术者选择合适的体位，暴露所要刮拭的部位，施术者用热毛巾清洁其局部皮肤，均匀地涂抹刮痧介质（刮痧油等），用刮痧板摩擦所要刮拭穴位处的皮肤，以局部有热感为度。

2. 受术者取坐位，施术者直线刮拭其三阴交和足三里，可配合使用点压、按揉等方法，每穴15~20次（图①）。

3. 受术者取俯卧位，施术者由上向下刮拭受术者双侧膀胱经的脾俞、肾俞、大肠俞等穴位，反复操作15~20次（图②）。

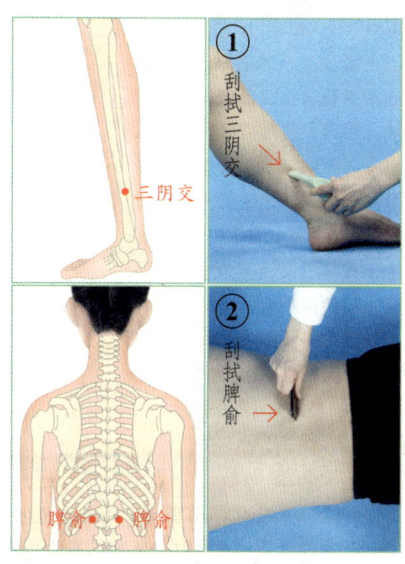

4. 受术者取仰卧位，施术者直线刮拭其脐下气海、关元、中极等穴位，通常每穴各刮拭15~20次。

操作要领

刮拭时力度不宜过重，手法要轻柔；骨骼关节、肌肉较少的部位应避免损伤皮肤。

拔罐部位 支沟、下脘、天枢、气海、脾俞、肺俞、胃俞、大肠俞、上巨虚、足三里

【操作方法】

1. **留罐法**。受术者端坐，施术者取其支沟、上巨虚等穴，选择与穴位局部大小相应的火罐或吸气罐，留罐10～15分钟。

2. **走罐法**。受术者取俯卧位，施术者在其相应部位涂抹润滑油，用闪火法使罐吸定于受术者背部肺俞，双手协调在肺俞至脾俞之间施走罐法，以局部出现瘀血为度（图③）。

3. **留罐法**。受术者取仰卧位，施术者选择相应大小的火罐，用投火法将罐吸定于受术者的下脘、天枢、气海等穴位上，留罐10～15分钟（图④）。

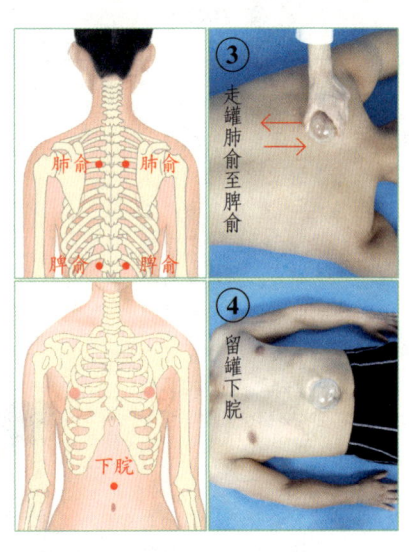

③ 走罐肺俞至脾俞

④ 留罐下脘

操作要领

留罐时，应随时观察罐子的吸力情况，如罐口边缘有空隙、吸力极弱，应立即取下；走罐时要随时观察受术者的状态，可随时涂抹润滑剂，以减轻其痛苦。

国医小课堂

便秘者排便时切不可过分用力，否则可能会加重痔疮或导致肛裂，造成肛门变窄，不仅令人痛苦，而且还会加重便秘。

类风湿性关节炎

刮痧部位：大杼、风门、肺俞、膈俞、脾俞、肾俞、足三里、丰隆、三阴交、阿是穴（病变关节局部）

【操作方法】

1. 受术者取俯卧位，充分暴露背部皮肤，施术者用温热的毛巾清洁其局部，在背部脊柱两侧均匀涂抹刮痧介质，用刮痧板薄面从大杼刮至肾俞，反复操作15～20次，以局部出现紫红色痧点或痧斑为度。也可用刮痧板的棱角进行按揉式刮拭（图①）。

2. 受术者取坐位，施术者用刮痧勺按揉、刮拭受术者的足三里、丰隆、三阴交，力度适中，每次每穴刮2～3分钟（图②）。

3. 用刮痧板棱角刮拭病变局部的阿是穴，每穴每次15～20次。

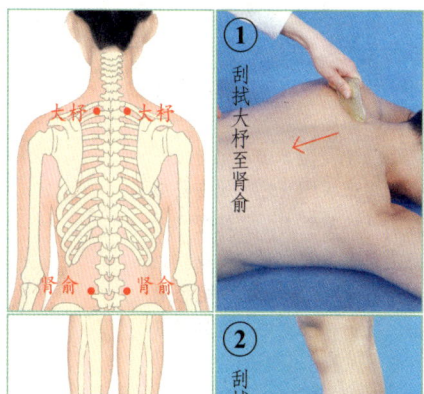

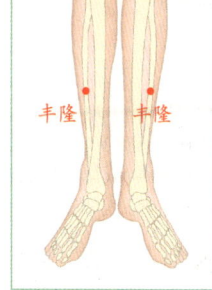

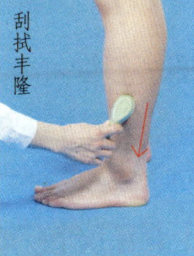

① 刮拭大杼至肾俞

② 刮拭丰隆

操作要领

背部膀胱经的刮拭要由上至下单向操作，不可强求紫红色痧点或痧斑的出现。刮拭骨骼附近的阿是穴时，手法宜轻，避免造成损伤。

| 针灸部位 | 中脘、下脘、风池、大杼、风门、曲池、外关、合谷、风市、血海、阴陵泉、三阴交、委中、涌泉 |

【操作方法】

1. 艾条灸。受术者取仰卧位，施术者用点燃的艾条对准所选穴位（如外关）进行熏烤，以使受术者局部有温热感而无灼痛为宜，一般每穴灸20～30秒，以皮肤出现潮红为度（图③）。

2. 艾炷灸。受术者取仰卧位，施术者选取纯艾炷，放在已被穿刺孔的生姜上，灸烤受术者身上选定的穴位（如下脘）。当受术者感到灼热不能忍耐时，换另一壮艾炷，直到局部皮肤出现潮红（图④）。

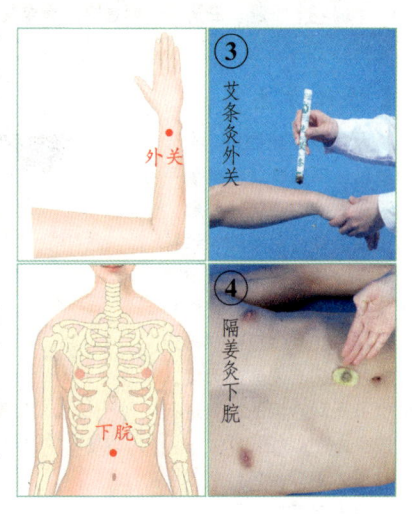

操作要领

进行艾条灸时，应根据病变位置和严重程度选择穴位，每次宜取2～3个穴位。施灸时应密切观察艾条的燃烧情况和受术者的表情，以便随时调节艾条与皮肤的距离和施治时间，防止烫伤皮肤。

国医小课堂

春季是类风湿性关节炎的多发季节，要防止受寒、淋雨和受潮；夏季不要贪凉、不要直吹空调；秋冬季节要防止受风寒侵袭，注意保暖。

急性腰扭伤

刮痧部位：肾俞至次髎、命门、腰阳关、委中、阳陵泉、悬钟

【操作方法】

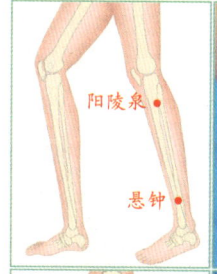

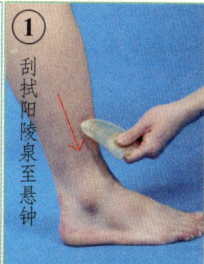

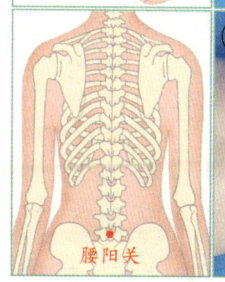

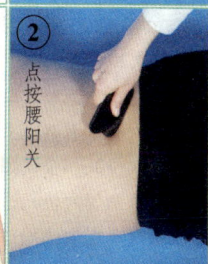

1. 受术者取坐位，暴露下肢，施术者一手按于受术者的膝盖上方固定下肢，另一手用刮痧板刮拭其下肢阳陵泉到悬钟，直线操作15～18次（图①）。

2. 受术者取俯卧位，施术者在其病变局部均匀地涂抹刮痧油或红花油，然后刮拭2～3分钟。

3. 施术者用刮痧板的棱角处刮拭或用刮痧板面拍击委中，每次2～3分钟，以局部透热为度。

4. 施术者用刮痧板棱角压按、点揉命门、腰阳关，自上而下逐渐用力点按，每个穴位按20秒，反复操作5次（图②）。

5. 施术者用刮痧板直线刮拭肾俞至次髎，每次刮拭15～18次，根据疼痛情况确定刮拭的力度。

操作要领

操作时需单向操作，不可往返。多次刮拭可明显缓解腰痛症状。

| 针灸部位 | 肾俞、命门、腰阳关、腰眼、委中、阳陵泉、后溪、养老、人中 |

【操作方法】

1. **艾条灸。** 受术者取站位,施术者将艾条的一端点燃,灸烤受术者的委中、后溪、养老、人中等穴位,同时嘱受术者主动活动腰部,每穴灸10~20分钟,以皮肤出现潮红为度(图③)。

2. **盐灸。** 施术者将盐500克加热,装入布袋,放于受术者的患处,每次20~30分钟。

3. **艾炷灸。** 受术者取俯卧位,施术者选择上述腰部穴位2~4个(如命门、肾俞等穴位),可在受术者相应的局部皮肤上涂抹红花油,在薄姜片上用针穿刺数孔,放上艾炷,将其点燃,对所选穴位施灸。当受术者感到灼热时,更换另一壮艾炷,直到局部皮肤出现潮红(图④)。

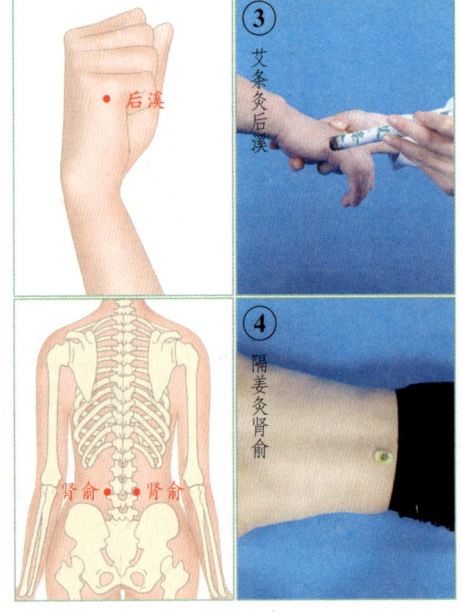

操作要领

艾条灸时不宜同时对多个穴位施灸,一次最好为一个,灸完一个再灸另一个。用盐灸时注意盐的温度要适宜,避免烫伤皮肤。

肩周炎

| 刮痧部位 | 风池、肩井、秉风、天宗、肩髃、肩贞、尺泽 |

【操作方法】

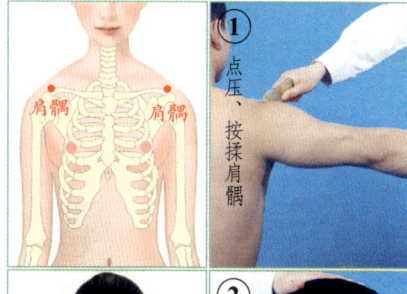

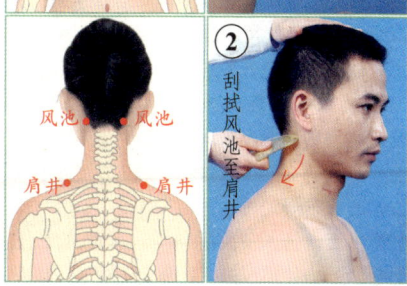

1. 受术者端坐，施术者用刮痧板自上而下刮拭其背部，先刮拭肩胛骨内侧15～20次，然后由内向外分别对肩胛骨上、下两处刮16～18次，最后在秉风、天宗处用刮痧板进行点压、按揉6～8秒。

2. 受术者取坐位，施术者用刮痧板自上而下沿其腋前线、腋后线方向分别弧线刮拭15～18次，在肩髃、肩贞处可用刮痧板点压、按揉（图①）。

3. 受术者端坐，暴露颈背部及患侧肩和上肢，施术者先均匀地涂抹刮痧介质，然后用刮痧板由风池自上而下刮向肩井，在肩井处可用刮痧板进行点压、按揉（图②）。

操作要领

在进行刮痧操作时，可同时对穴位进行点压和按揉，按揉时力度要适中，以受术者感觉舒适为宜。

| 针灸部位 | 肩井、肩髃、肩贞、肩前、天宗、秉风、条口、承山、阿是穴 |

【操作方法】

1. **艾条灸。** 受术者取坐位，施术者用一端点燃的艾条熏烤受术者的条口或承山，距离皮肤2～3厘米，以受术者局部有温热感为宜。每穴灸10～15秒，以皮肤出现潮红为度（图③）。

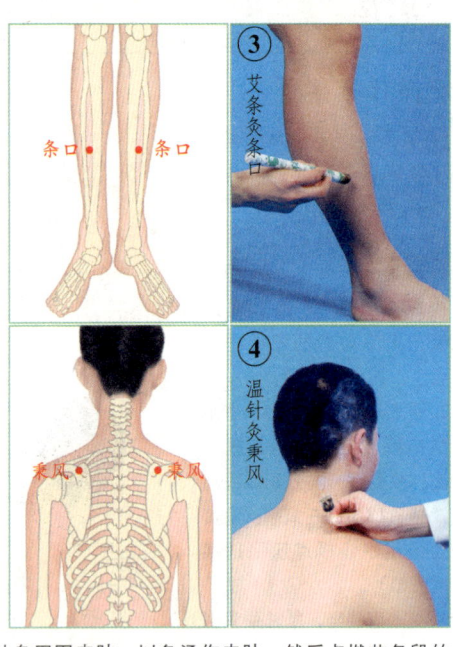

2. **温针灸。** 施术者取纯艾条一根，将其剪成2厘米长的段备用；受术者取坐位，充分暴露肩部，施术者取其阿是穴、肩髃、肩贞、肩前、天宗、秉风等穴位，进行常规消毒。进针得气后，把艾条段插到针尾上，并用纸遮盖针身周围皮肤，以免烫伤皮肤，然后点燃艾条段的下部，使艾条的热力通过针身传到穴位上，待艾段烧完熄灭及冷却后即可起针（图④）。

操作要领

在进行艾条灸操作时，要选择优质艾条，以免烫伤皮肤；插艾条时用一手固定针柄，另一手操作，防止出现意外，给受术者造成痛苦。

颈椎病

刮痧部位：风府至大椎、玉枕、天柱至大杼、风门、风池经肩井刮至肩髃

【操作方法】

1. 受术者取端坐低头位，施术者用刮痧板在受术者的背部沿直线刮拭风府至大椎，并用刮痧板棱角自上而下点压、按揉椎间隙，每侧各刮10～12次。

2. 受术者取端坐低头位，施术者用刮痧板从其后发际处向下刮拭，从玉枕、天柱至大杼、风门，手法力度由轻逐渐加重，双侧各刮16～18次（图①）。

3. 受术者取端坐低头位，施术者用刮痧板由其风池自上而下经过肩井刮至肩髃，并在肩井、风池处用刮痧板进行点压、按揉（图②）。

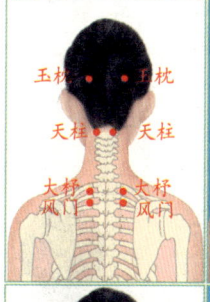

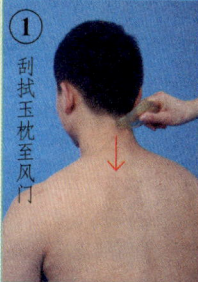

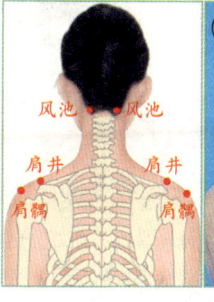

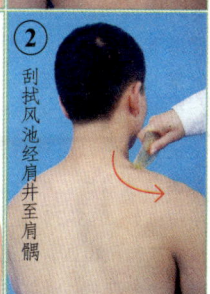

① 刮拭玉枕至风门

② 刮拭风池经肩井至肩髃

操作要领

◎ 当刮拭督脉的风府至大椎时，可用刮痧板的棱角处点压椎间隙。
◎ 背部膀胱经的刮拭是由上至下单向操作的。
◎ 背部刮痧时，手法稍微重一点才能起到更好的疗效。

拔罐部位

阿是穴、大椎、大杼、风门、秉风、天宗、肩井、肩贞

【操作方法】

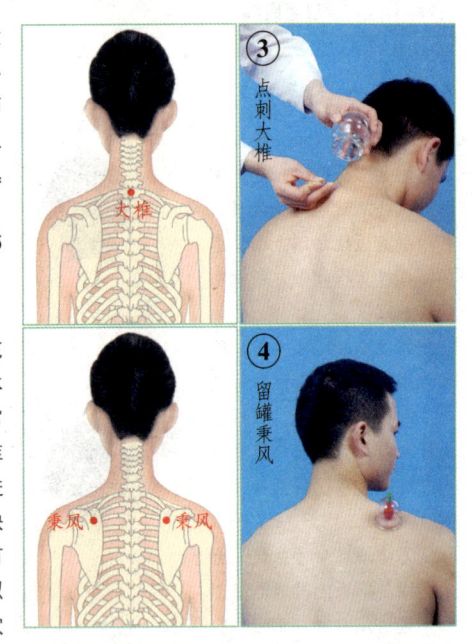

1. **竹罐法。** 受术者取适宜体位,施术者将大小适宜的竹罐在沸腾的药水锅内煮2~3分钟,取出并甩净药水,然后迅速置于受术者穴位上,使其吸住皮肤,10~15分钟后取下,隔日1次,10次为一个疗程。

2. **刺络拔罐。** 受术者充分暴露局部皮肤,施术者对针具和皮肤进行常规消毒,用三棱针对准大椎、秉风或阿是穴进行针刺,直入直出,快速进针出针,出针后有少量血液流出。也可以用皮肤针局部叩刺至穴位皮肤微微出血。以上两种针刺后都可以加火罐,留罐15分钟,罐内会有3~5毫升血液。去罐后做头部旋转运动,每隔3~5天1次,5次为一个疗程(图③、图④)。

操作要领

拔罐前要认真检查针具和罐口部,确保器具完好无损。操作后,施术者应嘱咐受术者长期坚持活动颈部。

落枕

刮痧部位：风门、天宗、风府至大椎、风池至肩井

【操作方法】

1. 受术者端坐，暴露所刮拭的部位，施术者用热毛巾清洁其局部皮肤，均匀地涂抹刮痧介质，用刮痧板进行摩擦刮痧，以有温热感为度。

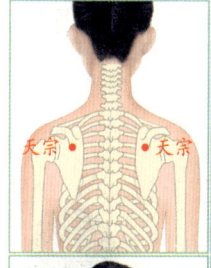

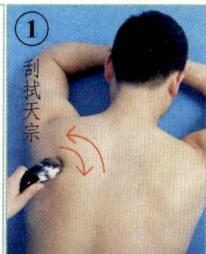

2. 施术者用刮痧勺的一端刮拭受术者患侧风门、天宗，顺时针、逆时针各刮拭10～15圈（图①）。

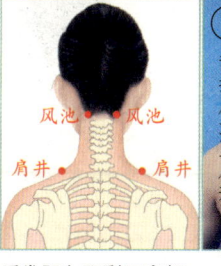

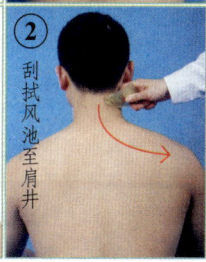

3. 受术者端坐、低头，施术者用刮痧板棱角处自上而下点压、按揉其风府至大椎之间的椎间隙，单向操作10～12次。然后，再用刮痧法沿颈部脊柱的患侧自后发际向下刮拭至肩部。

4. 施术者用刮痧板由受术者患侧风池经患侧颈部刮至患侧肩井，反复操作16～18次（图②）。

操作要领

　　进行刮拭时应单向操作，并根据患侧的疼痛程度确定刮拭的力度，以受术者能耐受为度。力度要由轻到重，不可突然发力。

| 针灸 | 阿是穴、大椎、大杼、风门、天宗、秉风、肩井 |
| 部位 |

【操作方法】

1. 艾条灸。 受术者取俯卧位,施术者将艾条的一端点燃,对准所选穴位(如大椎),距离受术者的皮肤2～3厘米处进行熏烤,使受术者局部有温热感而无灼痛为宜,一般每穴灸20～30秒,以皮肤红润为度(图③)。

2. 艾炷灸。 受术者取俯卧位,施术者取0.3厘米厚的姜片,并在上面用针穿刺数孔,放上艾炷,将其点燃。在上述穴位中选择适于艾炷灸的穴位(如大杼)进行施灸,当受术者感到灼热时,可换另一艾炷继续施灸,直到局部皮肤潮红(图④)。

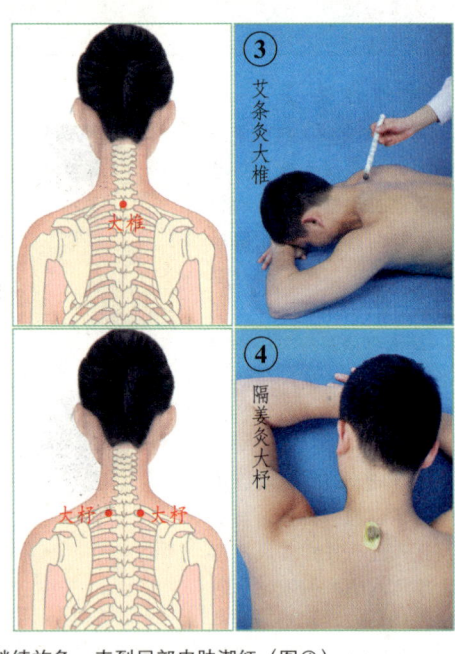

操作要领

操作时,多为单侧艾灸操作,肩部穴位慎用艾炷灸,宜用艾条灸,肩侧可以不用艾灸。施灸时,注意观察艾条的燃烧情况和受术者的表情,避免烫伤。

坐骨神经痛

刮痧部位：肾俞至关元俞、环跳、承扶至委中、承山

【操作方法】

1. 受术者取俯卧位，施术者在其腰部和下肢后侧涂抹刮痧介质，用刮痧板摩擦刮拭部位的皮肤，以受术者局部产生温热感为度。

2. 施术者用刮痧板的棱角处点揉受术者的承山，顺时针、逆时针各点压、按揉5~8次，逐渐用力，以局部皮肤变得红润为度（图①）。

3. 施术者用刮痧板自上而下刮拭受术者患侧的肾俞至关元俞（图②）。

4. 自承扶开始，施术者从上向下刮拭受术者下肢后侧至委中穴，单方向直线刮拭，每侧刮拭15~20次，手法力量由轻逐渐加重，重点按揉委中。

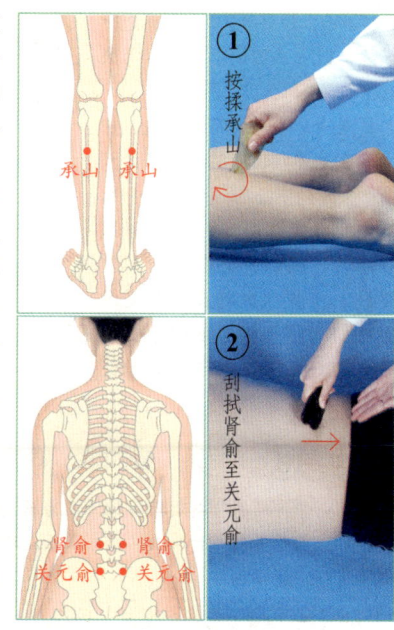

操作要领

下肢后侧多用直线刮法，可适当增加力度，遇到关节部位应变换手法，避免损伤关节。

| 针灸部位 | 肾俞、大肠俞、关元俞、环跳、承扶、殷门、委中、承山 |

【操作方法】

1. **艾条灸**。受术者取健侧卧位或俯卧位,施术者将艾条的一端点燃,对准其环跳、承扶、殷门、委中、承山,距离皮肤2~3厘米进行熏烤,以受术者局部皮肤有温热感、出现红晕为度(图③)。

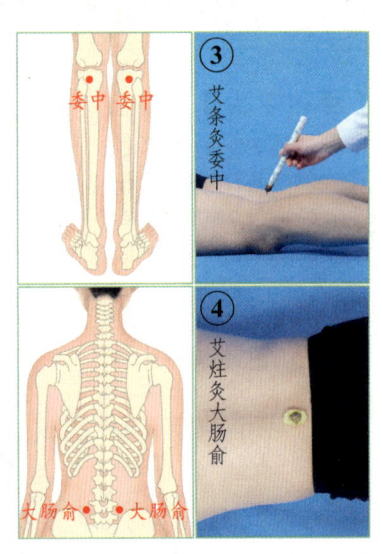

2. **艾炷灸**。受术者取俯卧位,施术者在上述穴位中的肾俞、大肠俞、关元俞中任选2个穴位,将新鲜生姜或大蒜切成约0.3厘米厚的薄片,用针穿刺数孔,放上艾炷,将其点燃施灸。当受术者感到灼热不能忍耐时,更换另一艾炷,直到局部皮肤潮红(图④)。

操作要领

对坐骨神经进行灸法操作时,多为单侧灸烤,健侧可以艾灸。艾条灸时可沿坐骨神经的循行路线从上向下反复进行,肌肉丰厚的穴位可适当延长艾灸时间。

国医小课堂

针灸之后,要用双手轻轻拍打臀部、大腿和小腿,这样有利于促进局部血液循环,收到更好的效果。

慢性胃炎

刮痧部位：上脘至下脘、梁门至天枢、足三里至丰隆、肝俞至胃俞

【操作方法】

1. 受术者取仰卧位，施术者持刮痧板直线刮拭受术者的足三里至丰隆，每次每侧15～20次，以局部皮肤变得红润或出现紫红色痧点为宜（图①）。

2. 受术者取俯卧位，施术者用刮痧板自其肝俞刮拭至胃俞，每侧15～20次。

3. 受术者取仰卧位，暴露所刮拭的部位，施术者用热毛巾清洁其局部皮肤，均匀地涂抹刮痧介质，用刮痧板自上而下直线刮拭梁门至天枢，两侧交替进行，每侧各刮15～20次（图②）。

4. 受术者取坐位，施术者在其前正中线上的上脘至下脘处自上而下刮拭12～16次。

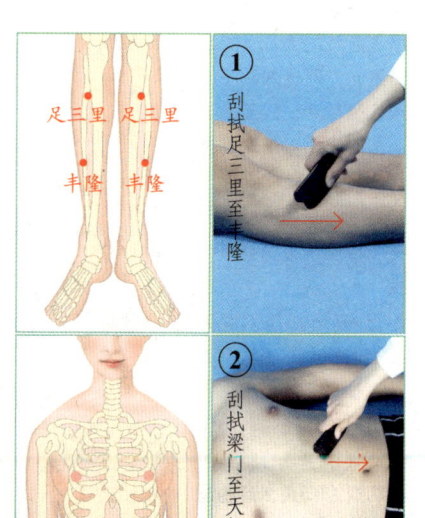

① 刮拭足三里至丰隆

② 刮拭梁门至天枢

操作要领

对腹部进行刮痧时，要一手按于受术者穴位的上方以固定皮肤，另一手刮拭，力度要适中。

| 针灸部位 | 中脘、梁门、天枢、神阙、胃俞、脾俞、足三里 |

【操作方法】

1. **艾条灸**。施术者取一根艾条，施灸时将艾条的一端点燃，对准受术者应灸的部位（如足三里），距皮肤2~3厘米徐徐熏烤，以受术者局部有温热而无灼痛感为宜，每天治疗1次，一般每处灸5~10分钟，以皮肤出现红晕为度（图③）。

2. **艾炷灸**。施术者先将艾条外面的包装纸去掉，暴露艾绒，用手将艾绒做成直径为2~3厘米的圆锥体，将新鲜生姜切成约0.3厘米厚的薄片，中心处用针穿刺数孔，上置艾炷，放在所选穴位（如中脘）施灸。当受术者感到灼热时，可取下艾炷再更换另一壮，直到局部皮肤出现潮红。如果胃痛遇寒加重，可把姜片换成附子饼，效果会更加显著（图④）。

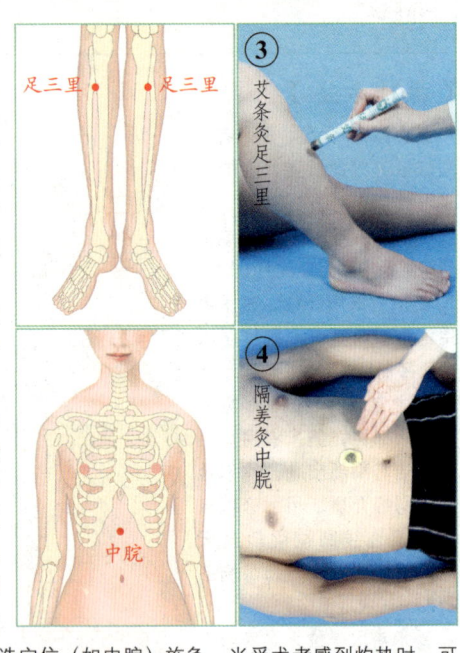

③ 艾条灸足三里

④ 隔姜灸中脘

操作要领

进行艾灸操作时，一般以5~10分钟为宜。如果寒证较重，可酌情增加艾灸时间和艾灸次数。

慢性支气管炎

拔罐部位：大椎、身柱、大杼、风门、肺俞、膈俞、膏肓、曲池、尺泽、膀胱经侧线

操作方法

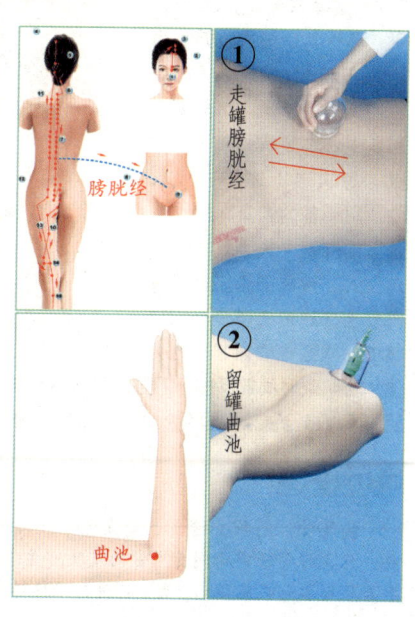

1. **走罐法**。施术者首先在受术者的膀胱经背部第一侧线涂抹润滑剂，然后用闪火法将玻璃罐吸定于其大杼上，两手夹持住罐，协调配合，使火罐在皮肤上沿膀胱经第一侧线往返滑动，移动速度宜缓慢，操作时间不宜过长，以皮肤出现红润现象或瘀血斑点为度（图①）。

2. **留罐法**。施术者选取上述3～5个穴位，根据穴位选取口径大小适中的罐子，用闪火法或投火法快速吸定于受术者的穴位上（如曲池），每次留罐10～15分钟，皮肤敏感者可适当缩短留罐时间（图②）。

① 走罐膀胱经

② 留罐曲池

操作要领

进行拔罐时，操作手法要熟练，不可将罐口烧烤过热，避免烫伤皮肤；走罐时，要注意观察受术者的感觉，如火罐吸力较大、疼痛感较强，可降低罐内压力或涂抹润滑剂，以减小吸力，减轻痛苦。

针灸部位：肺俞、心俞、膈俞、肝俞、脾俞、天突、膻中、大椎、命门、足三里、涌泉

【操作方法】

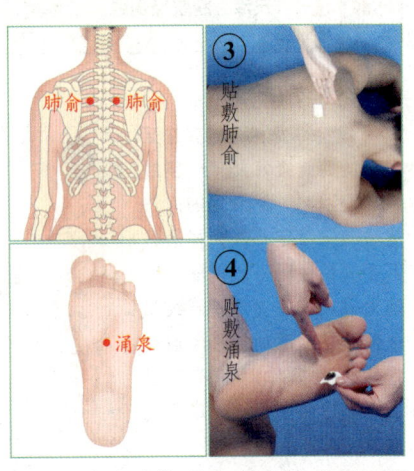

穴位敷贴。 将白芥子、细辛、甘遂、洋金花等药物各等分,麝香按6‰兑入焙干,所有药材共研细末过筛。用时将药粉用生姜汁(或香油)调成泥状。在每年夏天初、中、末三伏的第一天贴敷。每次选上述3~4个穴位,用制备的药膏2~3克,置于橡皮膏中央,然后贴在穴位上。待局部有烧灼感或蚂蚁走感时揭去药膏,以局部出现微红或微微起水泡为佳。若贴敷时局部反应不明显,可适当延长贴敷时间,但一般不超过24小时。可以自己施治,也可以请他人帮忙(图③、图④)。

操作要领

贴敷时,药物要适量,不宜过多;面积宜小,敏感皮肤不宜进行贴敷。施灸时要经常询问受术者的皮肤感觉,如有疼痛感应及时取下,贴敷后如局部水疱明显且范围大,应进行严格的消毒处理,避免感染。

国医小课堂

全身暴露享受日光浴20分钟左右,可以预防和缓解慢性支气管炎。需要注意的是,此方法不要空腹使用。

慢性胆囊炎

刮痧部位：肝俞至胃俞、上脘至下脘、期门、章门、风市至阳陵泉

【操作方法】

1. 受术者取侧卧位，施术者在其风市至阳陵泉之间均匀地涂抹刮痧介质，用刮痧板自上而下反复刮拭15～20次，以局部皮肤变得红润或出现紫红色痧点为宜（图①）。

2. 受术者取仰卧位，暴露所刮拭的部位，施术者用热毛巾清洁其局部，均匀地涂抹刮痧介质，用刮痧板摩擦刮痧部位的皮肤，以受术者有热感为度。也可自上脘刮至下脘，反复刮拭10～15次，以局部皮肤变得红润或出现紫红色痧点为宜。

3. 施术者用刮痧板的棱角处点按受术者的期门、章门，每穴每次10～15次（图②）。

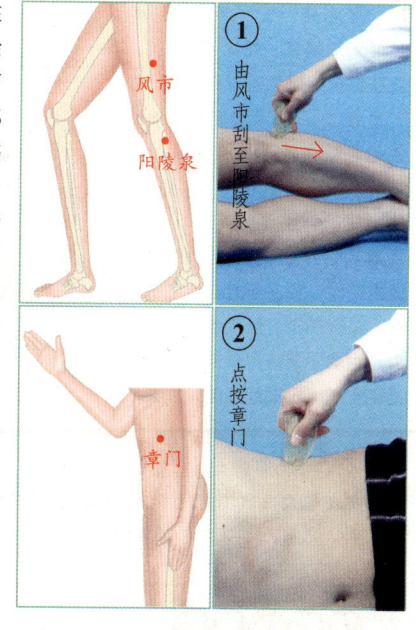

① 由风市刮至阳陵泉

② 点按章门

操作要领

在进行背部刮痧时，用力的方向和力度都很重要，除了要顺着刮拭方向用力，还要使劲按压肌肉，与背垂直向下用力。

| 针灸部位 | 肝俞、胆俞、脾俞、胃俞、上脘、下脘、期门、日月、章门、风市、阳陵泉 |

【操作方法】

1. 艾条灸。 施术者取一根艾条，施灸时将艾条的一端点燃并对准应灸的穴位（如期门）或患处2～3厘米处，使受术者局部有温热而无灼痛感，每天治疗1次，以皮肤出现红晕为宜（图③）。

2. 艾炷灸。 施术者先将艾条外面的包装纸去掉，暴露艾绒，用手将艾绒做成直径为2～3厘米的圆锥体。将新鲜生姜切成约0.3厘米厚的薄片，中心处用针穿刺数孔，上置艾炷，放在所选穴位上（如肝俞）进行施灸。当受术者感到灼热时，可取下艾炷再更换一壮，直到局部皮肤出现潮红（图④）。

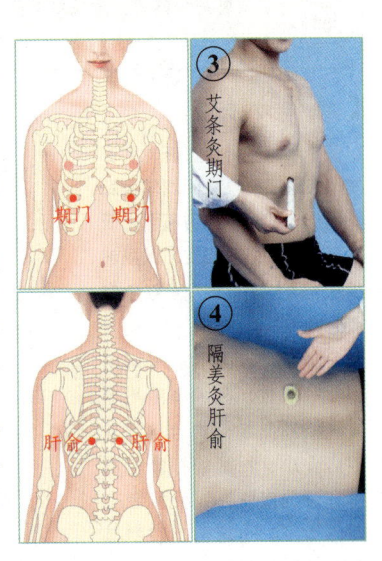

③ 艾条灸期门

④ 隔姜灸肝俞

操作要领

艾灸选穴每次不宜过多，应根据具体病情选择穴位，以2～3个为宜。施灸时，随时观察艾炷的燃烧情况，调节施灸距离，掌握施灸时间，避免烫伤皮肤。

国医小课堂

每天打1～2次太极拳，可以有效地缓解慢性胆囊炎带来的不适症状。长期坚持，效果更佳。

痛经

| 刮痧部位 | 气海、关元、中极、曲骨、阴陵泉至地机、太冲、肝俞至肾俞、次髎 |

【操作方法】

1. 受术者取坐位或站位，施术者用刮痧板刮拭其脾经的阴陵泉至地机，并对相应的穴位进行点按，每穴各刮16～18次。伴有烦躁易怒、胁肋部胀满者可用刮痧板的棱角部点按太冲1～2分钟（图①）。

2. 受术者取仰卧位，暴露所刮拭的部位，均匀地涂抹刮痧介质后，施术者用刮痧板自上而下直线刮拭脐下正中部位，即任脉的气海、关元、中极及曲骨等穴位，每穴刮拭15～20次（图②）。

3. 受术者取俯卧位，施术者用刮痧板自上而下刮拭受术者的肝俞至肾俞，再刮拭次髎，以局部出现紫红色瘀血斑点为宜。

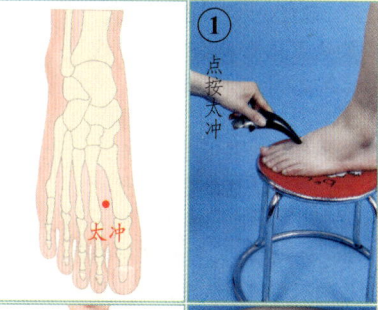

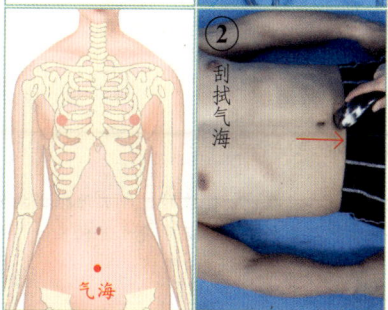

操作要领

刮痧时，应根据受术者的反应随时涂抹刮痧介质，以减轻疼痛。尤其是腹部刮痧时，手法更应轻柔。

| 针灸部位 | 膈俞、脾俞、胃俞、肝俞、肾俞、气海、关元、中极、水道、天枢、足三里、三阴交、太冲 |

【操作方法】

1. 艾条灸。施术者用点燃的艾条在距离受术者足三里2～3厘米处进行熏烤,每次2～3分钟,以皮肤出现红润为度(图③)。

2. 艾炷灸。施术者用手将艾绒做成直径为2～3厘米的艾炷,将新鲜生姜或大蒜切成约0.3厘米厚的薄片,在薄片上用针穿刺数孔,放上艾炷,将其点燃,在所选穴位施灸,每次选择上述2～4个穴位,当受术者感到灼热后换另一艾炷,直到局部皮肤出现潮红。如果体内寒重,最好用附子饼灸,效果会更显著(图④)。

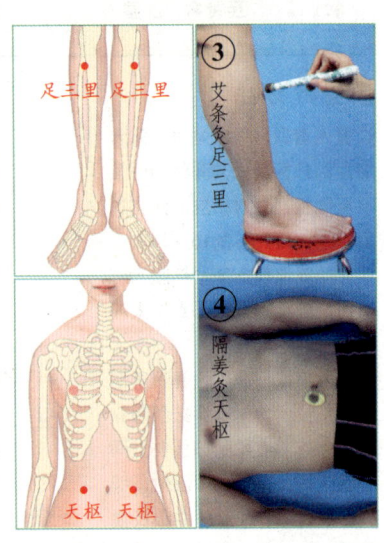

操作要领

施术者在进行操作时,每次应根据病情严重程度选择2～3个穴位,密切观察艾条的燃烧情况和受术者的表情,以便随时调节施灸距离,掌握施灸时间,防止受术者被烫伤。

国医小课堂

女性痛经时,可以将生姜切成碎末,与适量红糖一起熬煮,将汁液取出晾温后服用,此法可有效缓解疼痛。

乳腺增生

刮痧部位：肝俞、胆俞、脾俞、乳根、期门、日月、膻中

【操作方法】

1. 施术者将刮痧板薄面边缘置于受术者的锁骨下缘，用刮痧板的棱角处由内向外刮拭，手法宜轻柔，每一肋间方向刮拭8～10次，依次逐渐从上向下刮至日月，操作过程中跳过乳头。

2. 受术者取仰卧位，施术者在其局部皮肤上均匀地涂抹刮痧介质。施术者用刮痧板的棱角处依次点揉受术者的膻中、期门和日月，每穴各点揉8～10圈，点压与环转要同步协调操作，用力应适中，速度宜慢（图①）。

3. 施术者在受术者的肝俞、胆俞、脾俞处运用扯痧法进行操作，每穴1分钟（图②）。

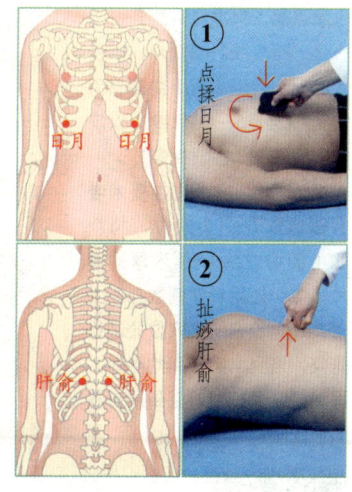

操作要领

对乳房周围进行刮拭时，更应随时涂抹刮痧介质且手法应柔和平稳。

国医小课堂

用拇指按揉乳根部可保健乳房。专家指示，每天睡觉前按揉乳根5～10分钟，可有效预防乳腺增生。

国医绝学百日通

针灸部位：心俞、肝俞、胆俞、脾俞、膻中、乳根、期门、日月

【操作方法】

1. **艾条灸**。在受术者的胸腹部或背部选择上述2～3个穴位，施灸时，施术者将艾条的一端点燃，对准应灸的穴位或患处，距皮肤2～3厘米，以受术者局部有温热而无灼痛感为宜，每次灸5～10分钟，以皮肤出现红晕为度（图③）。

2. **艾炷灸**。施术者在受术者背部选取2～4个穴位，将新鲜生姜切成约0.3厘米厚的薄片，中心处用针穿刺数孔，上置艾炷，放在所选穴位处进行施灸，当受术者感到灼热时，可更换至另一处，直到局部皮肤出现潮红（图④）。

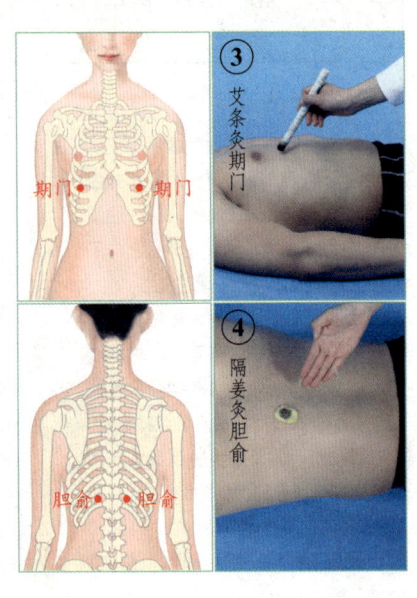

③ 艾条灸期门

④ 隔姜灸胆俞

操作要领

施术时，施术者应随时和受术者进行沟通，使其完全放松身心，这样可以减轻针灸的疼痛。

国医小课堂

生活、工作压力大或心情不舒畅都是导致乳腺增生的重要原因之一，因此广大女性朋友应时刻保持良好的心态。

前列腺炎

刮痧部位：心俞至肾俞、命门至腰阳关、阴交、气海、关元、中极、三阴交

操作方法

1. 受术者取坐位,施术者先在其双下肢的三阴交处均匀地涂抹一些刮痧介质,如刮痧油等,再用刮痧板自上而下刮拭受术者的三阴交,每次刮16~18次,以局部皮肤出现潮红为度(图①)。

2. 受术者取仰卧位,在局部均匀地涂抹刮痧介质,然后由施术者用刮痧板自上而下直线刮拭脐下正中部位的阴交,经气海、关元至中极,每次刮拭15~20次,以局部皮肤变得红润为宜。

3. 施术者用刮痧板棱角自上而下点压、按揉受术者的命门至腰阳关的椎间隙,每次2~3分钟(图②)。

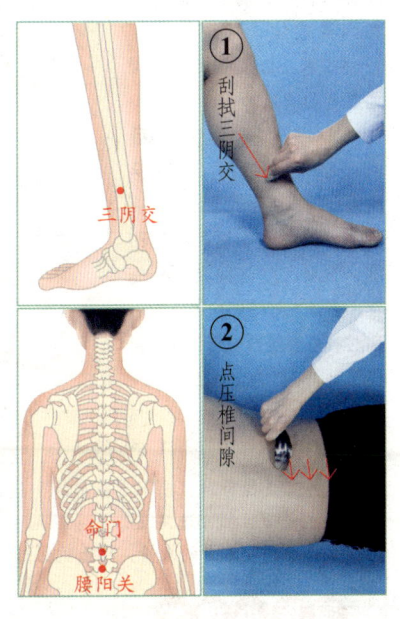

操作要领

由于腹部皮肤较松弛,所以在进行腹部刮痧时,施术者可用一手固定腹部肌肤,以方便刮痧的操作。另外,还要根据所要刮痧的具体部位确定刮痧板的应用部位。

| 针灸部位 | 心俞、脾俞、肝俞、肾俞、命门、腰阳关、次髎、志室、气海、关元、中极、四满、中注、三阴交、太冲 |

【操作方法】

1. **艾条灸。** 受术者取舒适体位，施术者用点燃的艾条灸烤受术者的三阴交、太冲、命门等穴位，与皮肤相距2~3厘米，以皮肤产生红晕为度（图③）。

2. **艾炷灸。** 受术者取仰卧位，施术者在薄姜片上用针穿刺数孔，将点燃的艾炷放在姜片上，然后放在受术者的四满、气海、中注等穴位上施灸，当受术者感到灼热不能忍耐时，可更换另一壮艾炷，至皮肤出现潮红为止（图④）。

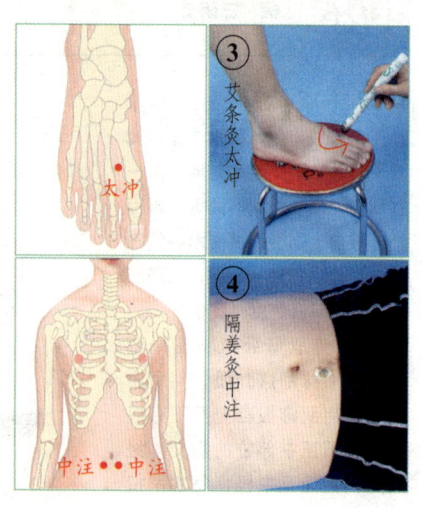

③ 艾条灸太冲

④ 隔姜灸中注

操作要领

进行艾灸操作时，受术者最好取坐位或卧位，充分暴露皮肤，避免烧损衣物。关节区域可选用艾条灸。在施术过程中，施术者应注意观察艾条的燃烧情况和受术者的表情，防止烫伤。

国医小课堂

前列腺炎的产生有生理方面的原因，也存在心理方面的原因。所以，患者应多听轻松的音乐，多参加唱歌、跳舞等活动，以此来调节心情，减轻病情。

阳痿

刮痧部位：命门至腰阳关、肾俞至志室、关元至曲骨、三阴交

【操作方法】

1. 受术者取仰卧位，施术者用刮痧板摩擦其刮痧部位的皮肤，以受术者有热感为度。
2. 施术者用刮痧板薄面自上而下直线刮拭受术者脐下任脉的关元至曲骨，每次刮拭16～20次，以局部皮肤出现红润为度。
3. 受术者取俯卧位，施术者用刮痧板横向刮拭其肾俞、志室，两侧各刮16～20次，以局部皮肤出现紫红色痧点为宜（图①）。
4. 施术者将刮痧勺的勺柄置于受术者的三阴交上，利用腕力点压、按揉，顺时针、逆时针方向各点揉6～8次，力度以受术者能耐受为度（图②）。

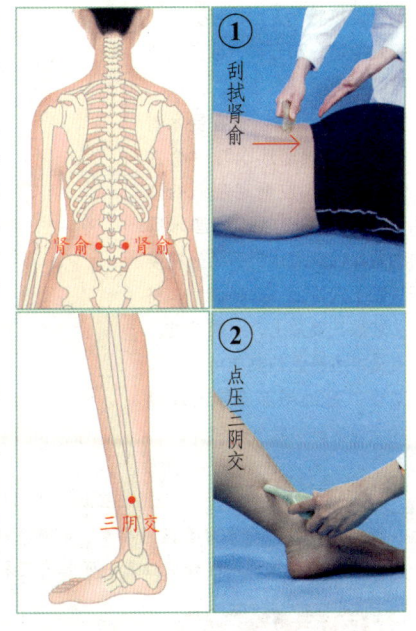

① 刮拭肾俞
② 点压三阴交

肾俞　三阴交

操作要领

施术者应根据所要刮痧的部位选择刮痧板的应用部位，如骨骼附近的穴位宜用刮痧板的棱角操作，背部穴位可用刮痧板的面刮拭。

| 针灸部位 | 肾俞、命门、腰阳关、志室、水道、气冲、阴交、气海、关元、中极、曲骨、三阴交、涌泉、四满 |

【操作方法】

1. **艾条灸。** 施术者每次选取上述穴位中的2～6个，用点燃的艾条灸烤穴位，以受术者局部有温热感而无灼痛感为宜。每穴灸15～20分钟，以皮肤变得红润为度（图③）。

2. **艾炷灸。** 施术者在受术者的背部或腹部选取2～4个穴位，根据穴位确定合适的体位，将鲜姜切成约0.3厘米厚的薄片，然后用针穿孔，将姜片置于穴位上（如四满），将艾炷放在姜片上，点燃艾炷。当受术者感到灼热便可更换新艾炷，直到局部皮肤出现潮红，每次2～4壮（图④）。

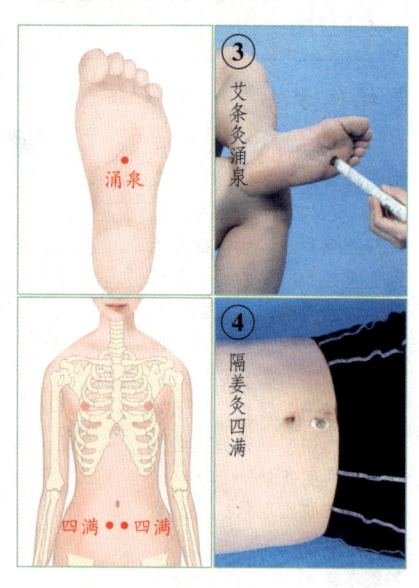

③ 艾条灸涌泉

④ 隔姜灸四满

操作要领

艾条灸时，受术者要注意安全，避免点燃的艾条烧损衣物。骨骼附近以及穴位局部区域不适合艾炷灸，可选用艾条灸。

国医小课堂

很多时候，睡眠不足也会影响男性的勃起功能，从而引起阳痿症状。所以，男性朋友们应当保证每晚至少睡6～8小时。

遗精

刮痧部位：气海、关元、中注、中极、三阴交、涌泉、太溪、肝俞至肾俞、三焦俞

操作方法

1. 受术者取俯卧位，暴露背腰部，施术者用热毛巾清洁刮痧部位，均匀地涂抹刮痧介质，然后用刮痧板刮拭其肝俞至肾俞，由上向下直线刮拭，每侧各刮16～18次，以局部皮肤出现紫红色痧点为宜（图①）。

2. 受术者取仰卧位，暴露所刮拭的部位，施术者一手按揉受术者的腹部，使受术者消除紧张或痉挛，另一手持刮痧板，用刮痧板的棱角点按受术者的中注穴，每次10～15次，以局部皮肤变得红润为度。

3. 施术者用刮痧板由上向下刮拭受术者的气海至中极，每次刮拭16～18次，再用刮痧板逆时针绕脐按揉、摩擦5～8次，以受术者感觉有热度为宜。

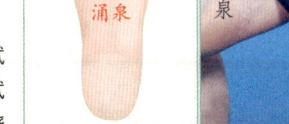

4. 受术者取坐位，暴露小腿下部，施术者先用刮痧板点按其三阴交、太溪。接着受术者抬腿，暴露足心，施术者再用刮痧板点按其涌泉（图②）。

操作要领

刮拭骨骼附近的穴位时，如太溪、三阴交，操作时应轻柔些，避免触碰骨骼而引起疼痛。

| 针灸 | 四满、中注、气海、关元、中极、三阴交、太溪、照海、
| 部位 | 肾俞、三焦俞、志室

【操作方法】

1. **艾条灸。** 选取上述2～6个穴位，其中下肢部穴位以艾条灸为主。施术者用点燃的艾条灸烤穴位，以受术者局部有温热感而无灼痛感为宜，一般每穴灸15～20分钟（图③）。

2. **艾炷灸。** 施术者将大蒜或新鲜生姜切成约0.3厘米厚的薄片，在薄片上用针穿孔，在受术者背部或腹部选取2～4个穴位，根据穴位确定合适的体位，将姜片置于艾炷下，然后放在穴位上施灸，直到局部皮肤出现潮红（图④）。

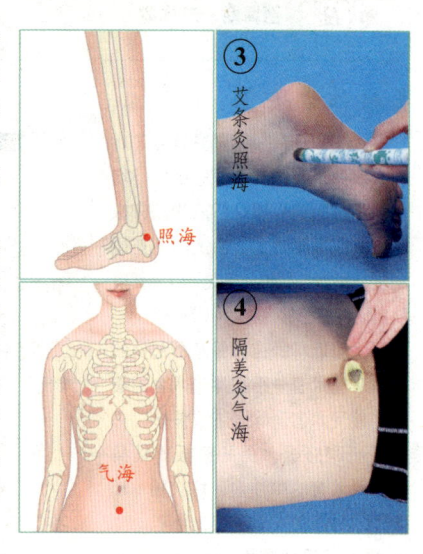

③ 艾条灸照海

照海

④ 隔姜灸气海

气海

操作要领

施术者在施灸前应和受术者多进行沟通，尤其对中极、关元等穴位进行施灸时，要让受术者克服害羞心理，取得良好配合。

国医小课堂

男性朋友反应尽量不穿牛仔裤，这是因为牛仔裤不易透气和散热，对睾丸的功能会有一定的影响，很容易引起遗精。另外，紧身的牛仔裤会把阴囊托起来，也会影响精子的正常生长。

贫血

刮痧部位：中脘至关元、下脘、气海、足三里、肺俞至肾俞、膏肓、脾俞、胃俞

【操作方法】

1. 受术者取仰卧位，暴露所刮拭的部位，施术者用热毛巾清洁其局部，均匀地涂抹刮痧介质，用刮痧板摩擦刮痧部位的皮肤，以受术者有热感为宜。

2. 受术者取坐位，施术者用刮痧板的棱角有规律地呈环形按揉其足三里，反复操作15～18次（图①）。

3. 受术者俯卧，施术者用刮痧板由上而下刮拭其脊柱两侧，由肺俞至肾俞，每侧各刮16～18次。

4. 施术者用刮痧板的棱角刮拭受术者的膏肓、脾俞，以其局部感觉温热并变得红润为度（图②）。

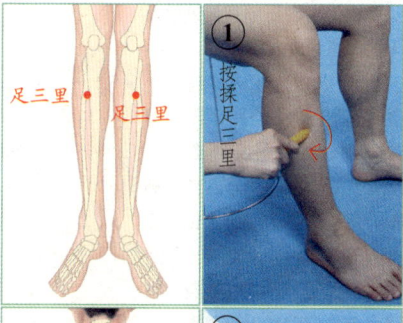

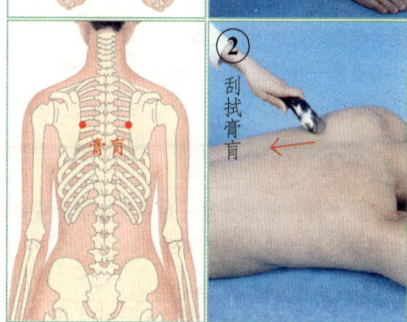

操作要领

刮痧时，应注意随时涂抹刮痧介质，以减少疼痛；进行腹部刮拭时，尽量固定腹部皮肤，避免刮拭时因产生皱褶而导致疼痛。

| 针灸部位 | 中脘、梁门、天枢、神阙、气海、关元、肺俞、膏肓、胃俞、脾俞、肝俞、足三里

【操作方法】

1. **艾条灸**。施术者将艾条的一端点燃，对准应灸的穴位，在距皮肤2~3厘米处进行雀啄灸，以受术者局部有温热感而无灼痛感为宜（图③）。

2. **艾炷灸**。施术者将新鲜生姜或蒜切成约0.3厘米厚的薄片，中心处用针穿刺数孔，上置艾炷，放在所选穴位处施灸，每次选择2~4个穴位。灸神阙时，用纯净食盐填于肚脐中，上置姜片及艾炷施灸。当受术者感到灼热时，可取下艾炷再更换一壮，直到局部皮肤出现潮红（图④）。

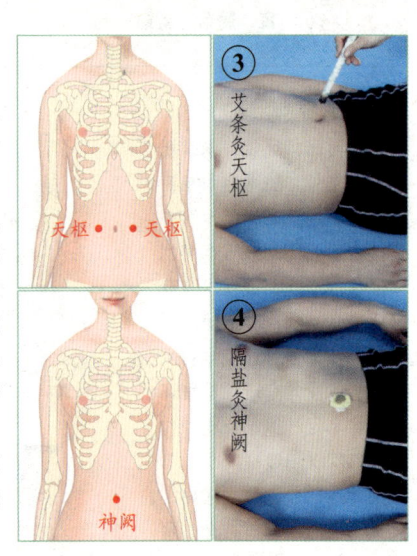

③ 艾条灸天枢

④ 隔盐灸神阙

操作要领

施灸时，受术者应选择舒适体位，放松身心；当艾炷灸开始后，受术者不要随便活动，以免烫伤皮肤。

国医小课堂

花生红衣对于血小板的质量有很高的提升，对于各种因出血过多而引起的贫血以及再生障碍性贫血有很好的疗效，因此贫血患者可以适量多吃。

食欲不振

刮痧部位：上脘、中脘、下脘、足三里、阳陵泉、肝俞、胆俞、脾俞、胃俞、肾俞、小肠俞

【操作方法】

1. 受术者端坐或仰卧，暴露双下肢，施术者用刮痧板点按其足三里、阳陵泉，再由阳陵泉刮拭到足三里16～18次，可用重手法加强刺激。

2. 受术者取俯卧位，施术者用刮痧板刮拭其肝俞、胆俞、脾俞、胃俞、肾俞、小肠俞，每侧各刮16～18次，以局部皮肤出现潮红为度（图①）。

3. 受术者取仰卧位，施术者用刮痧板自上至下直接刮拭其上脘、中脘、下脘，每次刮拭16～18次；然后用刮痧板按顺时针方向绕脐按揉摩擦5～8次，以受术者感觉有热度为宜（图②）。

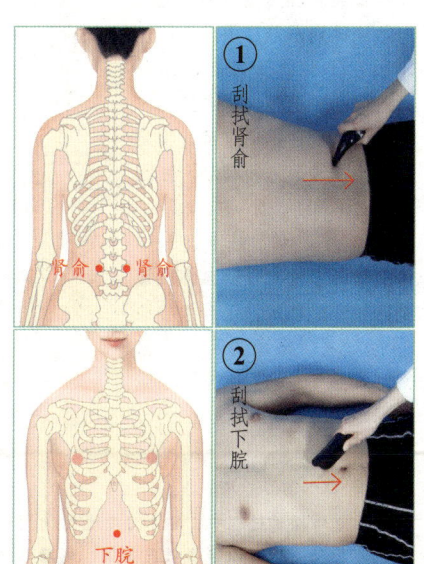

① 刮拭肾俞

② 刮拭下脘

操作要领

进行刮痧操作时，要根据实际情况随时涂抹刮痧介质，增加润滑性，减轻疼痛感。施术者的注意力要集中，防止刮破皮肤。

| 拔罐部位 | 中脘、天枢、关元、肝俞、胆俞、脾俞、胃俞、三焦俞、膏肓 |

【操作方法】

1. 走罐法： 受术者取俯卧位，施术者选择大小合适的火罐，在其背部膀胱经循行路线上均匀地涂抹润滑剂，用闪火法使罐吸定于背部膏肓上，沿肝俞、胆俞、脾俞、胃俞方向，双手协调用力推动火罐，使火罐在皮肤表面进行移动，直至皮肤出现潮红（图③）。

2. 留罐法： 每次选上述2～4个穴位，根据穴位的具体位置确定相应的体位，选择大小适中的火罐，将罐吸定于穴位上，留罐10～15分钟后起罐（图④）。

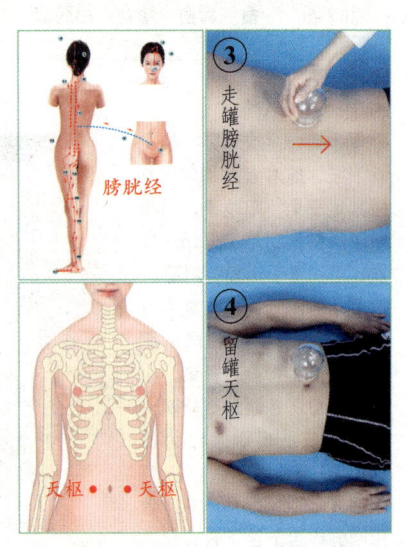

③ 走罐膀胱经

④ 留罐天枢

操作要领

在走罐操作过程中，施术者要随时询问受术者的感受，如果疼痛感太强烈，应稍起罐口以减小罐内负压，减轻疼痛；采用留罐法时，仰卧位与俯卧位操作方法每次只能选一种进行。

国医小课堂

茼蒿可以强化胃肠器官功能，其所含的特殊香味挥发油有助于宽中理气、消食开胃、增加食欲。因此，食欲不振者可以常吃些茼蒿。

胃下垂

刮痧部位：脾俞至肾俞、命门至腰阳关、百会、足三里

【操作方法】

1. 受术者取坐位，施术者用刮痧板的棱角按于受术者的百会穴上，并有规律地旋转刮拭6～10次，以受术者无疼痛感为宜（图①）。

2. 受术者取俯卧位，充分暴露背腰部皮肤。施术者先用热毛巾清洁其局部，均匀地涂抹刮痧介质，然后用刮痧板自受术者的脾俞刮拭至肾俞，直线刮拭15～18次，以局部皮肤变得红润或出现紫红色痧点为宜。

3. 施术者用刮痧板的棱角自受术者的命门按揉至腰阳关，每个椎间隙按压5～8秒。

4. 施术者用刮痧板的棱角处按于受术者的足三里，顺时针、逆时针各刮拭8～10次（图②）。

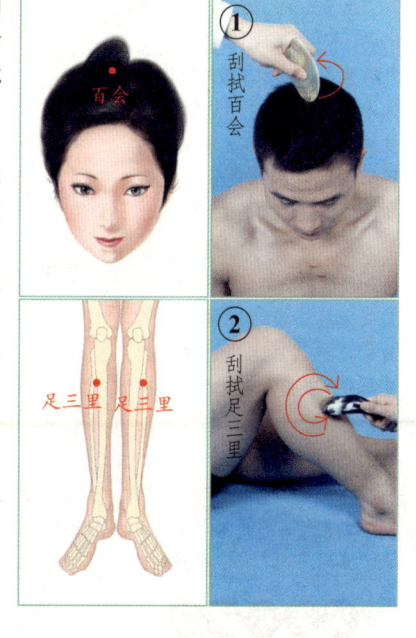

操作要领

用刮痧板的棱角刮痧时，力度一定要适中，速度宜慢，并且将点压、按揉和旋转结合起来协调操作。直线刮拭应单向操作，不可往返。

| 针灸部位 | 百会、膻中、中脘、神阙、气海、关元、中极、膏肓、脾俞、胃俞、肾俞、命门、足三里、涌泉 |

【操作方法】

1. 艾条灸。 取一根艾条，将艾条的一端点燃，对准所选穴位（如涌泉），在距离皮肤2~3厘米处进行熏烤，以皮肤出现红晕为度（图③）。

2. 隔盐灸。 受术者取仰卧位，施术者用纯净的食盐填敷于其神阙，再取0.3厘米厚、用针穿刺数孔的薄姜片，上置艾炷施灸（图④）。

3. 艾炷灸。 将艾绒做成直径为2~3厘米的艾炷，将新鲜生姜或大蒜切成约0.3厘米厚的薄片，在薄片上用针穿刺数孔，放上艾炷，将其点燃，在所选穴位处进行施灸。

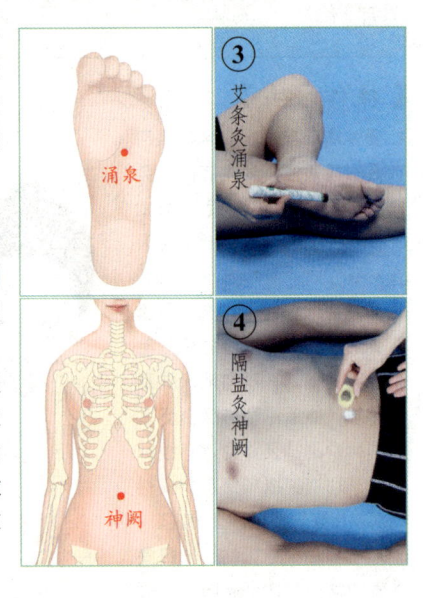

③ 艾条灸涌泉

④ 隔盐灸神阙

操作要领

艾灸时，要让受术者放松。进行艾炷灸时，可在腹部选2个穴位同时施灸，直到局部皮肤出现潮红。

国医小课堂

刺激性强的食物，如辣椒、姜、咖啡、浓茶等，会使胃下垂患者的不适症加重，因此胃下垂患者应尽量少摄入这些食物。

不孕

刮痧部位：阴交至中极、阴陵泉至三阴交、命门至腰阳关、肝俞至肾俞

【操作方法】

1. 受术者取俯卧位，施术者用刮痧板棱角自上而下点压、按揉其命门至腰阳关的椎间隙，反复操作2分钟（图①）。
2. 施术者用刮痧板自上而下刮拭受术者的肝俞至肾俞，每侧刮15～18次，以局部皮肤变得红润为宜（图②）。
3. 施术者用刮痧板薄面自上而下直线刮拭受术者任脉的阴交至中极，每次刮拭15～18次，以局部皮肤温热红润为度。
4. 施术者将刮痧板的棱角置于受术者的阴陵泉上，自上而下直线刮拭至三阴交，操作10～15次，以局部皮肤温热红润为度。

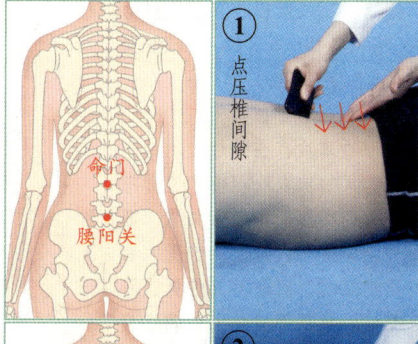

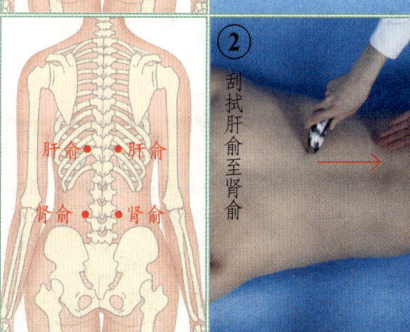

操作要领

刮拭小腿内侧时，应避免刮拭到胫骨内侧而引起疼痛。

| 针灸部位 | 膏肓、肾俞、命门、志室、气海、关元、中极、三阴交、涌泉 |

【操作方法】

1. **艾条灸。** 每次选取上述穴位中的2~6个，将艾条的一端点燃，距离皮肤2~3厘米，对准所选穴位进行灸烤，以局部皮肤有温热感为宜。每穴灸15~20分钟，以皮肤变得红润为度（图③）。

2. **艾炷灸。** 将新鲜生姜切成约0.3厘米厚的薄片，在薄片上用针穿刺数孔，每次取2~4个穴位，将艾炷放在姜片上，点燃艾炷，把姜片整体置于穴位上，当受术者感到灼热时，可取下艾炷更换另一艾炷，至局部皮肤出现潮红为止（图④）。

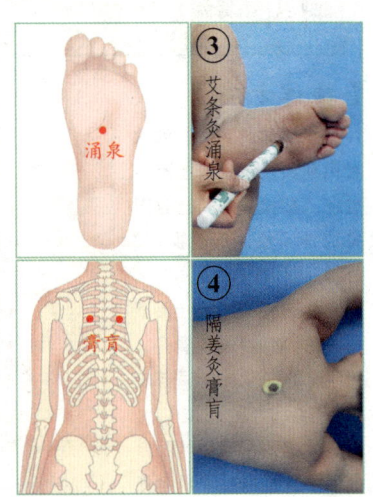

③ 艾条灸涌泉

④ 隔姜灸膏肓

操作要领

进行艾炷灸时，当受术者感到灼热但皮肤并没有出现潮红时，受术者要和施术者及时沟通，请施术者取下艾炷并更换另一壮，否则受术者会因感觉灼热、疼痛而产生恐惧感，继而出现排斥心理，那样会让治疗半途而废。

国医小课堂

饮食习惯不良也会导致不孕，尤其是为了追求身材苗条而节食，更是如此。

更年期综合征

刮痧部位：心俞至肾俞、命门至腰阳关、百会、太阳

【操作方法】

1. 受术者取俯卧位，充分暴露背部、腰部皮肤。施术者用热毛巾清洁其背部局部，均匀地涂抹刮痧介质，用刮痧板刮拭其心俞至肾俞，直线刮拭15～18次，以局部皮肤变得红润或出现紫红色痧点为宜。

2. 施术者用刮痧板棱角点压受术者的命门至腰阳关的椎间隙，自上而下，每个椎间隙按压5～8秒（图①）。

3. 施术者一手扶受术者头顶部，另一手使刮痧板的棱角按于太阳穴处，顺时针、逆时针方向各刮拭8～10次（图②）。

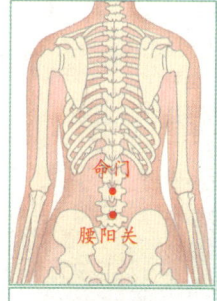

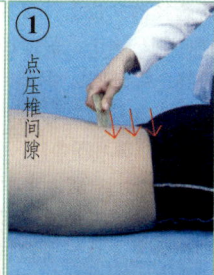

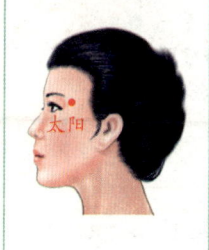

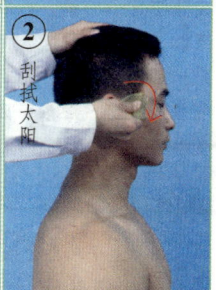

操作要领

◎ 太阳穴是颅骨骨板最薄，且骨质脆弱的部位，所以用刮痧板的棱角刮拭太阳穴时，力度一定要适中。

◎ 进行操作时，点压、按揉和旋转手法可同时配合使用。

| 拔罐部位 | 心俞、肝俞、脾俞、肾俞、气海俞、足三里、三阴交、阿是穴 |

【操作方法】

1. **留罐法**。受术者取合适体位，全身放松，选择大小适中的火罐或抽气罐，吸定于所选择的穴位上。每次取上述穴位2～4个，留罐10～15分钟，每日1次。另外，也可以选择腰部酸痛部位的阿是穴进行拔罐（图③）。

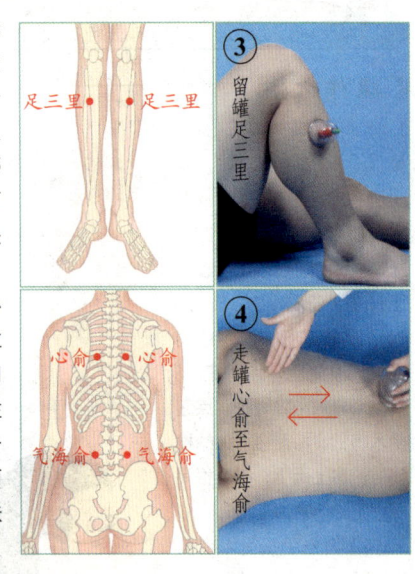

2. **走罐法**。受术者取俯卧位，施术者在所要走罐部位的皮肤上涂抹润滑剂，以闪火法吸定于心俞，以手握住罐体，前边略提起，两手一前一后协调用力，沿脊柱两侧往返推至气海俞，以皮肤变得红润为度（图④）。

③ 留罐足三里

④ 走罐心俞至气海俞

操作要领

在为更年期患者拔罐时，每次只宜选用一种拔罐方法，留罐时间不宜过长，敏感皮肤应缩短留罐时间。

国医小课堂

更年期是男女都有可能经历的。但一般来说，正常女性都会经历，但却并不是每位男性都会经历的。

面神经麻痹

刮痧部位：颊车至地仓、合谷、太冲、风池、大椎至腰阳关、风门至肾俞

【操作方法】

1. 受术者取俯卧位或侧卧位，或趴伏于椅背，施术者从其大椎开始，沿着督脉由上而下刮至腰阳关，再从风门刮至肾俞，最后从背部第一胸椎旁开始沿着肋间隙向外侧刮拭（图①）。

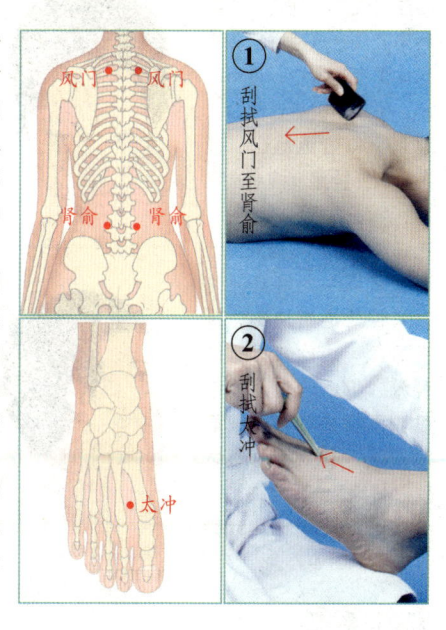

2. 受术者取坐位，暴露刮痧部位，施术者先在所选部位涂抹适量润滑剂，如植物油、清水、刮痧油等，接着选择合适的刮痧用具，如刮痧板、硬币、瓷汤勺等，先刮头部两侧风池，再自颊车刮至地仓，然后刮手部合谷，最后刮太冲（图②）。

操作要领

刮痧时，要轻轻向下顺刮，逐渐加重，刮时要顺着同一方向，力量要均匀，每个部位一般刮10～20次，每次约20分钟，以皮肤出现紫红色斑点或斑块为宜，以受术者能耐受为度。

针灸部位：人中、风府、风池、翳风、地仓、颊车、合谷、阳白、迎香

【操作方法】

针刺法。针刺时，施术者可根据具体症状选择相应穴位进行施灸，如鼻唇沟变浅者选迎香；鼻唇沟偏歪者选人中；目不能闭、额纹消失者选阳白；口角㖞斜者选地仓、颊车；面部神经麻痹者选风府、风池、翳风、合谷。选好穴位后，根据穴位选取长度适中的针具，先对穴位处进行消毒，进针后，一边捻转行针法刺激穴位，一边用手向患侧面颊推动，能使面颊摆正，有立竿见影之效。每隔5～10分钟行针一次，留针40～60分钟（图③、图④）。

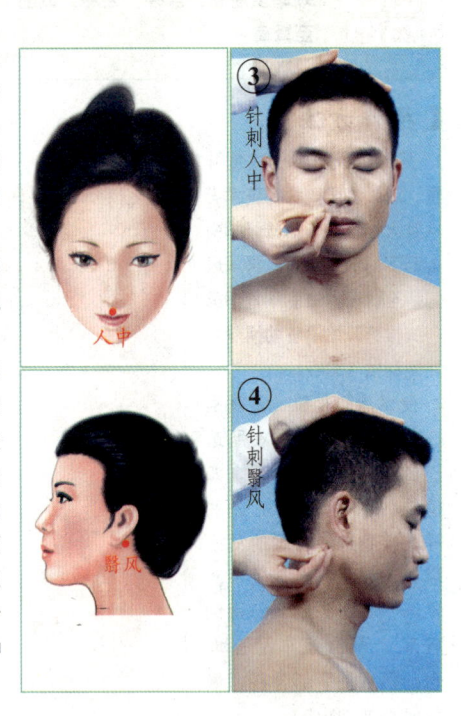

③ 针刺人中

④ 针刺翳风

操作要领

操作时选穴不宜过多，面部穴位以患侧穴位为主，四肢部穴位以健侧穴位为主。因面部皮肤比较敏感，行针时手法幅度不可过大。面部毛细血管丰富，出针后容易出血，故出针后要多按一会儿针眼，防止出血。如果是在眼周进行针刺，则更应多注意。

健忘症

刮痧部位：百会、太阳、风池、率谷、内关、神门、灵道、三阴交、涌泉、心俞、肝俞、脾俞、肾俞

【操作方法】

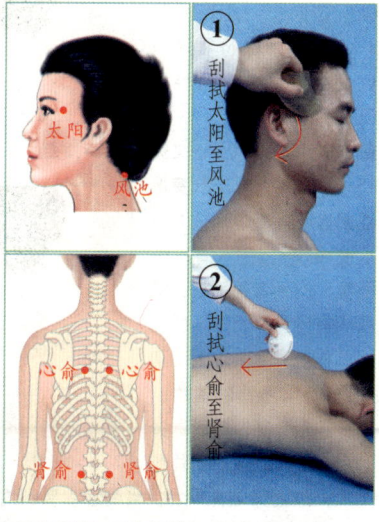

1. 受术者仰卧，在上肢内侧均匀地涂抹刮痧介质，用刮痧板的平面刮拭内关、神门、灵道，手法要轻柔，由上至下刮拭5～8次。

2. 屈膝，暴露小腿下部，在小腿下部均匀地涂抹刮痧介质，然后用刮痧板点按三阴交、涌泉，力度适中，每穴点按16～18次。

3. 受术者取坐位，施术者用刮痧板的棱角点按其百会穴，利用腕力点揉，以受术者无疼痛感为宜。

4. 施术者一手扶持受术者头部一侧，另一手握刮痧板刮拭其头部另一侧，从太阳附近开始，呈弧形向风池刮拭，反复操作8～10次（图①）。

5. 受术者取俯卧位，施术者用刮痧板由其心俞刮至肾俞，每侧各刮16～18次（图②）。

操作要领

当刮拭皮肤薄嫩处时，如前臂内侧，力量宜柔和，以免损伤皮肤。头部穴位刮拭时手法宜轻柔、协调，不可局部用力过大，以免导致疼痛。

| 针灸部位 | 心俞、肝俞、脾俞、肾俞、三阴交、涌泉、百会、风池、大椎、神门 |

【操作方法】

1. 艾条灸。 受术者取俯卧位，施术者取一根艾条，将其一端点燃，对准所选穴位，距离皮肤2～3厘米处进行熏烤，以受术者局部有温热感而无灼痛感为宜。一般每穴灸10分钟，每次灸15～20分钟，以皮肤变得红润为度（图③）。

2. 艾炷灸。 受术者取俯卧位，施术者用手将艾绒做成直径为2～3厘米的艾炷，将新鲜生姜或大蒜切成约0.3厘米厚的薄片，用针穿刺数孔，然后选择2～4个穴位，放上姜片或蒜片，放上艾炷并点燃。当受术者感到灼热不能忍耐时，可取下艾炷再更换另一壮，直到局部皮肤出现潮红（图④）。

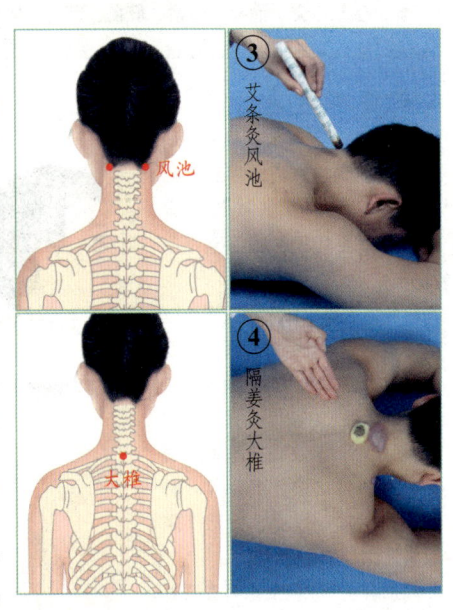

③ 艾条灸风池

④ 隔姜灸大椎

操作要领

◎头部和四肢部的穴位多数都用艾条灸，躯干部的穴位可用艾条灸，也可用艾炷灸。

◎操作时，根据选穴位置确定受术者体位，避免烫伤皮肤，并随时调节施灸距离，掌握施灸时间，防止烫伤。

头痛

刮痧部位：印堂、太阳、阳白、阿是穴

【操作方法】

1. **扯痧法**。扯痧法是中医治疗头痛等疾病的一种常用方法，简单易学，操作方便。受术者取坐位或卧位，施术者用拇指指腹和食指末节桡侧缘（或第二指节）扯起受术者的一部分皮肤及皮下组织，并向一侧牵拉拧扯，然后急速放开还原。也可用拇指、食指、中指的指腹夹扯皮肤，向一定的方向拧扯，重复往返数次，以所扯皮肤处发红甚至出现红斑为度（图①）。

2. **挤痧法**。受术者取坐位或卧位，施术者用拇指和食指在施治部位处做有规律的互相挤压，直至局部皮肤出现黄豆大小的红点（图②）。

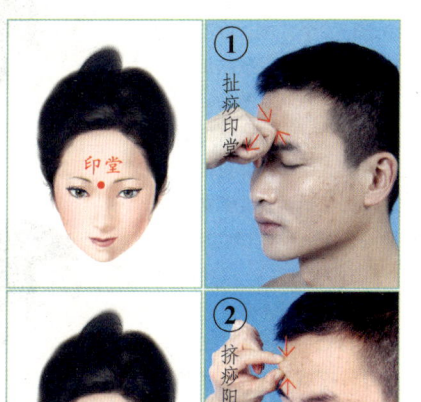

操作要领

挤痧疗法多用于全头痛、偏头痛和前额头痛的治疗。扯拉局部会有疼痛感，所以操作时应逐渐用力，不可强求痧点的出现。

| 针灸 | 百会、四神聪、神庭、印堂、阳白、阿是穴、率谷、太阳、
| 部位 | 大椎、风池、束骨、气海、血海、足三里、曲池

【操作方法】

1. 三棱针刺法。 头痛剧烈时，施术者可以在受术者的印堂、太阳、百会、大椎等穴位中选1~2个穴位，以三棱针刺破穴位，使局部皮肤出血，每穴出血3~5滴（图③）。

2. 毫针刺法。 根据疼痛特点进行配方取穴，并对局部穴位进行严格消毒。头部进针时，针身多与头皮呈15度角。急性头痛每日治疗1~2次，每次留针30分钟至1小时；慢性头痛每日或隔日1次。如伴有风寒症，应加灸大椎；风热症应加灸曲池；气血不足应加灸气海、血海、足三里（图④）。

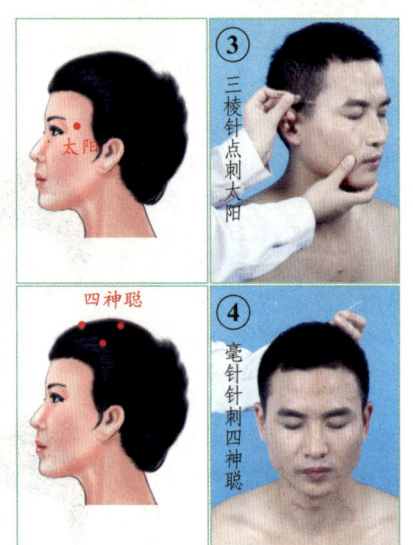

操作要领

此项操作手法应熟练后再操作。因头部毛细血管丰富，毫针针刺出针时应多按压一会儿。三棱针点刺时只需刺破皮肤即可，不宜过深。

国医小课堂

菊花具有镇静、解热作用，将干燥的菊花放入枕头中，可以起到安定神经、帮助睡眠的作用，对于缓解头痛有一定的功效。

失眠

拔罐部位：心俞、膈俞、肾俞、大椎、神道、内关、神门、中脘、关元

【操作方法】

1. 刺络拔罐法。 受术者取俯卧位，施术者在局部进行常规消毒后，用三棱针点刺所选穴位，立即加以拔火罐，使之出血。留罐10～15分钟，起罐后，揩净血迹。每周治疗2～3次，待病情好转时，可减至每周1～2次（图①）。

2. 火罐法。 受术者取俯卧位，施术者以拇指指腹在受术者心俞、膈俞、肾俞上进行反复重力揉按5次左右，然后于两侧膀胱经上各拔罐4个（均匀分布），留罐30分钟，每周治疗2次，6次为一个疗程，症状好转后，可减至每周1次（图②）。

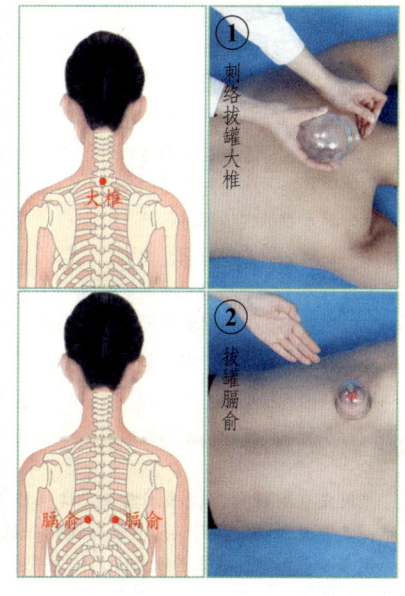

① 刺络拔罐大椎

② 拔罐膈俞

操作要领

皮肤过敏、溃疡破损、肌肉萎缩、骨骼凹凸不平或毛发多处不宜使用刺络拔罐法。拔罐后一般局部皮肤会呈现红晕或紫绀色瘀血斑，此为正常现象，过段时间便可自行消退。

| 针灸 | 大椎、命门、腰阳关、关元、三阴交、太冲、涌泉、颈部
| 部位 | 和胸部脊柱两侧、神门、足三里

【操作方法】

1. **皮肤针刺法**。对受术者的足三里和皮肤针进行严格消毒，施术者以轻度或中度手法在其穴位表面0.5～1.5厘米范围内，按常规叩刺10～20下，以局部皮肤出现潮红或微出血为宜（图③）。

2. **毫针刺法**。受术者选择合适的体位，施术者先对自己的双手与受术者的穴位部进行严格消毒，然后用右手拇指、食指夹持针体下端，对准受术者的穴位快速刺入。进针深度要适宜，以受术者有酸、麻、胀感为宜（图④）。

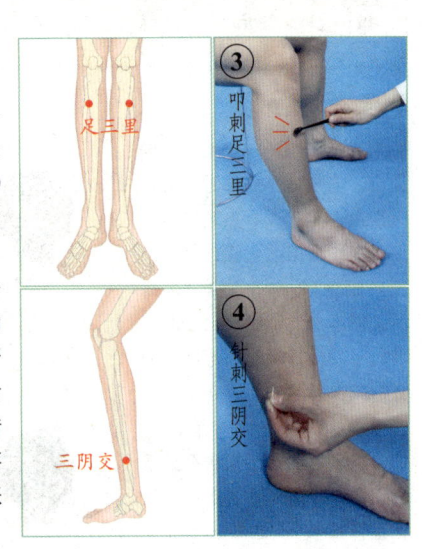

③ 叩刺足三里

④ 针刺三阴交

操作要领

用皮肤针操作时，手法宜快，这样可以减轻疼痛。受术者在过于饥饿、疲劳及精神紧张时，不宜立即进行针刺治疗。对身体瘦弱、气血亏虚的受术者施术时，应让其取卧位，针刺手法不宜过重。

国医小课堂

每天晚上睡觉前将双脚泡于热水中进行足浴，能起到促进入睡和消除疲劳的作用。如在进行足浴的同时对双脚进行按摩，其效果更好。